P$_H$-Tabellen

enthaltend ausgerechnet

die Wasserstoffexponentwerte, die sich aus gemessenen
Millivoltzahlen bei bestimmten Temperaturen ergeben
Gültig für die gesättigte Kalomel-Elektrode

Von

Dr. Arvo Ylppö

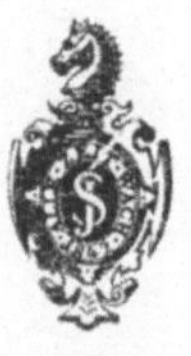

Springer-Verlag Berlin Heidelberg GmbH 1917

Aus dem Kaiserin Auguste Victoria Haus
zur Bekämpfung der Säuglingssterblichkeit im Deutschen Reiche
Charlottenburg

ISBN 978-3-662-42790-3   ISBN 978-3-662-43068-2 (eBook)
DOI 10.1007/978-3-662-43068-2

Vorwort.

Seitdem man weiß, daß nicht nur zahlreiche fermentative Prozesse, sondern auch manche andere Funktionen des lebendigen Organismus in hohem Maße von der Wasserstoffionenkonzentration abhängig sind, ist die Bestimmung der Wasserstoffionenkonzentration allmählich eine der wichtigsten Methoden der biologischen Forschung geworden. Um uns davon zu überzeugen, brauchen wir nur einen flüchtigen Blick in die biologischen Zeitschriften der letzten Jahre zu werfen. Aber auch zur Lösung mancher Probleme aus der menschlichen Pathologie, z. B. der Acidose, hat man die Methode mit Vorliebe herangezogen.

Der Zweck der vorliegenden Tabelle ist, dem Forscher das zeitraubende Rechnen, das zur Bestimmung der $(H\cdot)$ notwendig ist, zu sparen. Ich habe hier nicht die Werte von $(H\cdot)$ ausgerechnet, sondern dessen negativen Logarithmus, der nach dem Vorschlag von Sörensen unter dem Namen „Wasserstoffexponent" und mit dem Zeichen P_H bekannt geworden ist und als eine gut definierte, einfache Zahl die ursprüngliche Bezeichnungsweise für $(H\cdot)$ immer mehr und mehr ersetzt hat.

Für die Berechnung der P_H habe ich als Ausgangspunkt die Werte von **F** für die gesättigte Kalomelelektrode, die von Michaelis festgestellt worden sind und die Werte von ϑ benutzt, wie sie Michaelis in seiner Monographie „Die Wasserstoffionenkonzentration" (Berlin 1914, Springer) angegeben hat. Die

Aus dem Kaiserin Auguste Victoria Haus
zur Bekämpfung der Säuglingssterblichkeit im Deutschen Reiche
Charlottenburg

ISBN 978-3-662-42790-3   ISBN 978-3-662-43068-2 (eBook)
DOI 10.1007/978-3-662-43068-2

Vorwort.

Seitdem man weiß, daß nicht nur zahlreiche fermentative Prozesse, sondern auch manche andere Funktionen des lebendigen Organismus in hohem Maße von der Wasserstoffionenkonzentration abhängig sind, ist die Bestimmung der Wasserstoffionenkonzen•tration allmählich eine der wichtigsten Methoden der biologischen Forschung geworden. Um uns davon zu überzeugen, brauchen wir nur einen flüchtigen Blick in die biologischen Zeitschriften der letzten Jahre zu werfen. Aber auch zur Lösung mancher Probleme aus der menschlichen Pathologie, z. B. der Acidose, hat man die Methode mit Vorliebe herangezogen.

Der Zweck der vorliegenden Tabelle ist, dem Forscher das zeitraubende Rechnen, das zur Bestimmung der $(H\cdot)$ notwendig ist, zu sparen. Ich habe hier nicht die Werte von $(H\cdot)$ ausgerechnet, sondern dessen negativen Logarithmus, der nach dem Vorschlag von Sörensen unter dem Namen „Wasserstoffexponent" und mit dem Zeichen P_H bekannt geworden ist und als eine gut definierte, einfache Zahl die ursprüngliche Bezeichnungsweise für $(H\cdot)$ immer mehr und mehr ersetzt hat.

Für die Berechnung der P_H habe ich als Ausgangspunkt die Werte von F für die gesättigte Kalomelelektrode, die von Michaelis festgestellt worden sind und die Werte von ϑ benutzt, wie sie Michaelis in seiner Monographie „Die Wasserstoffionenkonzentration" (Berlin 1914, Springer) angegeben hat. Die

Tabellen umfassen die für die Laboratoriumsverhältnisse in Frage kommenden Temperaturen von 15—27° und 37—38° Celsius. Berücksichtigt sind ferner die Millivoltzahlen von 300—800. Innerhalb dieser Grenzen liegen alle in biologischer Hinsicht nach praktischen Erfahrungen in Frage kommenden Millivoltzahlen. Bei Bestimmung der Grenzen dieser Millivoltzahlen, wie auch in manchen anderen Punkten, war mir der freundliche Rat von Professor Michaelis ausschlaggebend, wofür ich ihm an dieser Stelle herzlichst danke.

Der Verfasser.

M. V.	P_H	M. V.	P_H	M. V.	P_H	M. V.	P_H
300	0,83	325	1,27	350	1,71	375	2,15
1	0,85	6	1,29	1	1,73	6	2,16
2	0,87	7	1,30	2	1,74	7	2,18
3	0,88	8	1,32	3	1,76	8	2,20
4	0,90	9	1,34	4	1,78	9	2,22
305	0,92	330	1,36	355	1,79	380	2,23
6	0,94	1	1,37	6	1,81	1	2,25
7	0,95	2	1,39	7	1,83	2	2,27
8	0,97	3	1,41	8	1,85	3	2,29
9	0,99	4	1,43	9	1,87	4	2,30
310	1,01	335	1,44	360	1,88	385	2,32
1	1,02	6	1,46	1	1,90	6	2,34
2	1,04	7	1,48	2	1,92	7	2,36
3	1,06	8	1,50	3	1,94	8	2,37
4	1,08	9	1,51	4	1,95	9	2,39
315	1,09	340	1,53	365	1,97	390	2,41
6	1,11	1	1,55	6	1,99	1	2,43
7	1,13	2	1,57	7	2,01	2	2,44
8	1,15	3	1,58	8	2,02	3	2,46
9	1,16	4	1,60	9	2,04	4	2,48
320	1,18	345	1,62	370	2,06	395	2,50
1	1,20	6	1,64	1	2,08	6	2,51
2	1,22	7	1,65	2	2,09	7	2,53
3	1,23	8	1,67	3	2,11	8	2,55
4	1,25	9	1,69	4	2,13	9	2,57

M. V.	P_H	M. V.	P_H	M. V.	P_H	M. V.	P_H
400	2,58	425	3,02	450	3,46	475	3,90
1	2,60	6	3,04	1	3,48	6	3,91
2	2,62	7	3,06	2	3,49	7	3,93
3	2,64	8	3,07	3	3,51	8	3,95
4	2,65	9	3,09	4	3,53	9	3,97
405	2,67	430	3,11	455	3,55	480	3,98
6	2,69	1	3,13	6	3,56	1	4,00
7	2,71	2	3,14	7	3,58	2	4,02
8	2,72	3	3,16	8	3,60	3	4,04
9	2,74	4	3,18	9	3,62	4	4,05
410	2,76	435	3,20	460	3,63	485	4,07
1	2,78	6	3,21	1	3,65	6	4,09
2	2,79	7	3,23	2	3,67	7	4,11
3	2,81	8	3,25	3	3,69	8	4,12
4	2,83	9	3,27	4	3,70	9	4,14
415	2,85	440	3,28	465	3,72	490	4,16
6	2,86	1	3,30	6	3,74	1	4,18
7	2,88	2	3,32	7	3,76	2	4,19
8	2,90	3	3,34	8	3,77	3	4,21
9	2,92	4	3,35	9	3,79	4	4,23
420	2,93	445	3,37	470	3,81	495	4,25
1	2,95	6	3,39	1	3,83	6	4,26
2	2,97	7	3,41	2	3,84	7	4,28
3	2,99	8	3,42	3	3,86	8	4,30
4	3,00	9	3,44	4	3,88	9	4,32

M. V.	P_H	M. V.	P_H	M. V.	P_H	M. V.	P_H
500	4,33	525	4,77	550	5,21	575	5,65
1	4,35	6	4,79	1	5,23	6	5,67
2	4,37	7	4,81	2	5,25	7	5,68
3	4,39	8	4,82	3	5,26	8	5,70
4	4,40	9	4,84	4	5,28	9	5,72
505	4,42	530	4,86	555	5,30	580	5,74
6	4,44	1	4,88	6	5,32	1	5,75
7	4,46	2	4,89	7	5,33	2	5,77
8	4,47	3	4,91	8	5,35	3	5,79
9	4,49	4	4,93	9	5,37	4	5,81
510	4,51	535	4,95	560	5,39	585	5,82
1	4,53	6	4,96	1	5,40	6	5,84
2	4,54	7	4,98	2	5,42	7	5,86
3	4,56	8	5,00	3	5,44	8	5,88
4	4,58	9	5,02	4	5,46	9	5,89
515	4,60	540	5,04	565	5,47	590	5,91
6	4,61	1	5,05	6	5,49	1	5,93
7	4,63	2	5,07	7	5,51	2	5,95
8	4,65	3	5,09	8	5,53	3	5,96
9	4,67	4	5,11	9	5,54	4	5,98
520	4,68	545	5,12	570	5,56	595	6,00
1	4,70	6	5,14	1	5,58	6	6,02
2	4,72	7	5,16	2	5,60	7	6,03
3	4,74	8	5,18	3	5,61	8	6,05
4	4,75	9	5,19	4	5,63	9	6,07

M.V.	P_H	M.V.	P_H	M.V.	P_H	M.V.	P_H
600	6,09	625	6,52	650	6,96	675	7,40
1	6,10	6	6,54	1	6,98	6	7,42
2	6,12	7	6,56	2	7,00	7	7,43
3	6,14	8	6,58	3	7,01	8	7,45
4	6,16	9	6,59	4	7,03	9	7,47
605	6,17	630	6,61	655	7,05	680	7,49
6	6,19	1	6,63	6	7,07	1	7,50
7	6,21	2	6,65	7	7,08	2	7,52
8	6,23	3	6,66	8	7,10	3	7,54
9	6,24	4	6,68	9	7,12	4	7,56
610	6,26	635	6,70	660	7,14	685	7,57
1	6,28	6	6,72	1	7,15	6	7,59
2	6,30	7	6,73	2	7,17	7	7,61
3	6,31	8	6,75	3	7,19	8	7,63
4	6,33	9	6,77	4	7,21	9	7,64
615	6,35	640	6,79	665	7,22	690	7,66
6	6,37	1	5,80	6	7,24	1	7,68
7	6,38	2	6,82	7	7,26	2	7,70
8	6,40	3	6,84	8	7,28	3	7,71
9	6,42	4	6,86	9	7,29	4	7,73
620	6,44	645	6,87	670	7,31	695	7,75
1	6,45	6	6,89	1	7,33	6	7,77
2	6,47	7	6,91	2	7,35	7	7,78
3	6,49	8	6,93	3	7,36	8	7,80
4	6,51	9	6,94	4	7,38	9	7,82

M. V.	P_H	M. V.	P_H	M. V.	P_H	M. V.	P_H
700	7,84	725	8,27	750	8,71	775	9,15
1	7,85	6	8,29	1	8,73	6	9,17
2	7,87	7	8,31	2	8,75	7	9,19
3	7,89	8	8,33	3	8,77	8	9,20
4	7,91	9	8,35	4	8,78	9	9,22
705	7,92	730	8,36	755	8,80	780	9,24
6	7,94	1	8,38	6	8,82	1	9,26
7	7,96	2	8,40	7	8,84	2	9,27
8	7,97	3	8,42	8	8,85	3	9,29
9	7,99	4	8,43	9	8,87	4	9,31
710	8,01	735	8,45	760	8,89	785	9,33
1	8,03	6	8,47	1	8,91	6	9,34
2	8,05	7	8,49	2	8,92	7	9,36
3	8,06	8	8,50	3	8,94	8	9,38
4	8,08	9	8,52	4	8,96	9	9,40
715	8,10	740	8,54	765	8,98	790	9,41
6	8,12	1	8,56	6	8,99	1	9,43
7	8,13	2	8,57	7	9,01	2	9,45
8	8,15	3	8,59	8	9,03	3	9,47
9	8,17	4	8,61	9	9,05	4	9,48
720	8,19	745	8,63	770	9,06	795	9,50
1	8,20	6	8,64	1	9,08	6	9,52
2	8,22	7	8,66	2	9,10	7	9,54
3	8,24	8	8,68	3	9,12	8	9,55
4	8,26	9	8,70	4	9,13	9	9,57
						800	9,59

M. V.	P_H	M. V.	P_H	M. V.	P_H	M. V.	P_H
300	0,84	325	1,28	350	1,72	375	2,15
1	0,86	6	1,30	1	1,73	6	2,17
2	0,88	7	1,31	2	1,75	7	2,19
3	0,90	8	1,33	3	1,77	8	2,20
4	0,91	9	1,35	4	1,79	9	2,22
305	0,93	330	1,37	355	1,80	380	2,24
6	0,95	1	1,38	6	1,82	1	2,26
7	0,97	2	1,40	7	1,84	2	2,27
8	0,98	3	1,42	8	1,85	3	2,29
9	1,00	4	1,44	9	1,87	4	2,31
310	1,02	335	1,45	360	1,89	385	2,33
1	1,03	6	1,47	1	1,91	6	2,34
2	1,05	7	1,49	2	1,92	7	2,36
3	1,07	8	1,51	3	1,94	8	2,38
4	1,09	9	1,52	4	1,96	9	2,40
315	1,11	340	1,54	365	1,98	390	2,41
6	1,12	1	1,56	6	1,99	1	2,43
7	1,14	2	1,58	7	2,01	2	2,45
8	1,16	3	1,59	8	2,03	3	2,47
9	1,17	4	1,61	9	2,05	4	2,48
320	1,19	345	1,63	370	2,06	395	2,50
1	1,21	6	1,65	1	2,08	6	2,52
2	1,23	7	1,66	2	2,10	7	2,54
3	1,24	8	1,68	3	2,12	8	2,55
4	1,26	9	1,70	4	2,13	9	2,57

M.V.	P_H	M.V.	P_H	M.V.	P_H	M.V.	P_H
400	2,59	425	3,02	450	3,46	475	3,90
1	2,61	6	3,04	1	3,48	6	3,91
2	2,62	7	3,06	2	3,50	7	3,93
3	2,64	8	3,08	3	3,51	8	3,95
4	2,66	9	3,09	4	3,53	9	3,97
405	2,68	430	3,11	455	3,55	480	3,98
6	2,69	1	3,13	6	3,57	1	4,00
7	2,71	2	3,15	7	3,58	2	4,02
8	2,73	3	3,16	8	3,60	3	4,03
9	2,75	4	3,18	9	3,62	4	4,05
410	2,76	435	3,20	460	3,64	485	4,07
1	2,78	6	3,22	1	3,65	6	4,09
2	2,80	7	3,23	2	3,67	7	4,11
3	2,82	8	3,25	3	3,69	8	4,12
4	2,83	9	3,27	4	3,71	9	4,14
415	2,85	440	3,29	465	3,72	490	4,16
6	2,87	1	3,30	6	3,74	1	4,18
7	2,88	2	3,32	7	3,76	2	4,19
8	2,90	3	3,34	8	3,78	3	4,21
9	2,92	4	3,36	9	3,79	4	4,23
420	2,94	445	3,37	470	3,81	495	4,25
1	2,95	6	3,39	1	3,83	6	4,26
2	2,97	7	3,41	2	3,84	7	4,28
3	2,99	8	3,43	3	3,86	8	4,30
4	3,01	9	3,44	4	3,88	9	4,32

16°

M.V.	P_H	M.V.	P_H	M.V.	P_H	M.V.	P_H
500	4,33	525	4,77	550	5,21	575	5,64
1	4,35	6	4,79	1	5,23	6	5,66
2	4,37	7	4,80	2	5,24	7	5,58
3	4,39	8	4,82	3	5,26	8	5,69
4	4,40	9	4,84	4	5,28	9	5,71
505	4,42	530	4,86	555	5,29	580	5,73
6	4,44	1	4,87	6	5,31	1	5,75
7	4,46	2	4,89	7	5,33	2	5,76
8	4,47	3	4,91	8	5,35	3	5,78
9	4,49	4	4,93	9	5,36	4	5,80
510	4,51	535	4,94	560	5,38	585	5,82
1	4,53	6	4,96	1	5,40	6	5,83
2	4,54	7	4,98	2	5,42	7	5,85
3	4,56	8	5,00	3	5,43	8	5,87
4	4,58	9	5,01	4	5,45	9	5,89
515	4,60	540	5,03	565	5,47	590	5,90
6	4,61	1	5,05	6	5,49	1	5,92
7	4,63	2	5,07	7	5,50	2	5,94
8	4,65	3	5,08	8	5,52	3	5,96
9	4,66	4	5,10	9	5,54	4	5,97
520	4,68	545	5,12	570	5,55	595	5,99
1	4,70	6	5,14	1	5,57	6	6,01
2	4,72	7	5,15	2	5,59	7	6,03
3	4,73	8	5,17	3	5,61	8	6,04
4	4,75	9	5,19	4	5,62	9	6,06

M.V.	P_H	M.V.	P_H	M.V.	P_H	M.V.	P_H
600	6,08	625	6,51	650	6,95	675	7,39
1	6,10	6	6,53	1	6,97	6	7,40
2	6,11	7	6,55	2	6,99	7	7,42
3	6,13	8	6,57	3	7,00	8	7,44
4	6,15	9	6,58	4	7,02	9	7,46
605	6,17	630	6,60	655	7,04	680	7,47
6	6,18	1	6,62	6	7,06	1	7,49
7	6,20	2	6,64	7	7,07	2	7,51
8	6,22	3	6,65	8	7,09	3	7,53
9	6,24	4	6,67	9	7,11	4	7,54
610	6,25	635	6,69	660	7,13	685	7,56
1	6,27	6	6,71	1	7,14	6	7,58
2	6,29	7	6,72	2	7,16	7	7,60
3	6,30	8	6,74	3	7,18	8	7,62
4	6,32	9	6,76	4	7,20	9	7,63
615	6,34	640	6,78	665	7,21	690	7,65
6	6,36	1	6,79	6	7,23	1	7,67
7	6,38	2	6,81	7	7,25	2	7,68
8	6,39	3	6,83	8	7,26	3	7,70
9	6,41	4	6,85	9	7,29	4	7,72
620	6,43	645	6,86	670	7,30	695	7,74
1	6,45	6	6,88	1	7,32	6	7,75
2	6,46	7	6,90	2	7,34	7	7,77
3	6,48	8	6,92	3	7,35	8	7,79
4	6,50	9	6,93	4	7,37	9	7,81

M.V.	P_H	M.V.	P_H	M.V.	P_H	M.V.	P_H
700	7,82	725	8,26	750	8,70	775	9,13
1	7,84	6	8,28	1	8,71	6	9,15
2	7,86	7	8,30	2	8,73	7	9,17
3	7,88	8	8,31	3	8,75	8	9,18
4	7,89	9	8,33	4	8,77	9	9,20
705	7,91	730	8,35	755	8,78	780	9,22
6	7,93	1	8,36	6	8,80	1	9,24
7	7,95	2	8,38	7	8,82	2	9,25
8	7,96	3	8,40	8	8,84	3	9,27
9	7,98	4	8,42	9	8,85	4	9,29
710	8,00	735	8,44	760	8,87	785	9,31
1	8,02	6	8,45	1	8,89	6	9,32
2	8,03	7	8,47	2	8,91	7	9,34
3	8,05	8	8,49	3	8,92	8	9,36
4	8,07	9	8,50	4	8,94	9	9,38
715	8,09	740	8,52	765	8,96	790	9,39
6	8,10	1	8,54	6	8,98	1	9,41
7	8,12	2	8,56	7	8,99	2	9,43
8	8,14	3	8,57	8	9,01	3	9,44
9	8,16	4	8,59	9	9,03	4	9,46
720	8,17	745	8,61	770	9,05	795	9,48
1	8,19	6	8,63	1	9,06	6	9,50
2	8,21	7	8,64	2	9,08	7	9,52
3	8,23	8	8,66	3	9,10	8	9,53
4	8,24	9	8,68	4	9,12	9	9,55
						800	9,57

M.V.	P_H	M.V.	P_H	M.V.	P_H	M.V.	P_H
300	0,85	325	1,29	350	1,72	375	2,16
1	0,87	6	1,31	1	1,74	6	2,18
2	0,89	7	1,32	2	1,76	7	2,19
3	0,91	8	1,34	3	1,78	8	2,21
4	0,92	9	1,36	4	1,79	9	2,23
305	0,94	330	1,38	355	1,81	380	2,25
6	0,96	1	1,39	6	1,83	1	2,26
7	0,98	2	1,41	7	1,85	2	2,28
8	0,99	3	1,43	8	1,86	3	2,30
9	1,01	4	1,45	9	1,88	4	2,31
310	1,03	335	1,46	360	1,89	385	2,33
1	1,05	6	1,48	1	1,91	6	2,35
2	1,06	7	1,50	2	1,93	7	2,37
3	1,08	8	1,51	3	1,95	8	2,38
4	1,10	9	1,53	4	1,97	9	2,40
315	1,11	340	1,55	365	1,98	390	2,42
6	1,13	1	1,57	6	2,00	1	2,44
7	1,15	2	1,58	7	2,02	2	2,45
8	1,17	3	1,60	8	2,04	3	2,47
9	1,18	4	1,62	9	2,05	4	2,49
320	1,20	345	1,64	370	2,07	395	2,51
1	1,22	6	1,65	1	2,09	6	2,52
2	1,24	7	1,67	2	2,11	7	2,54
3	1,25	8	1,69	3	2,12	8	2,56
4	1,27	9	1,71	4	2,14	9	2,58

M.V.	P_H	M.V.	P_H	M.V.	P_H	M.V.	P_H
400	2,59	425	3,03	450	3,46	475	3,90
1	2,61	6	3,05	1	3,48	6	3,91
2	2,63	7	3,06	2	3,50	7	3,93
3	2,65	8	3,08	3	3,51	8	3,95
4	2,66	9	3,10	4	3,53	9	3,97
405	2,68	430	3,11	455	3,55	480	3,98
6	2,70	1	3,13	6	3,57	1	4,00
7	2,71	2	3,15	7	3,58	2	4,02
8	2,73	3	3,17	8	3,60	3	4,04
9	2,75	4	3,18	9	3,62	4	4,05
410	2,77	435	3,20	460	3,64	485	4,07
1	2,78	6	3,22	1	3,65	6	4,09
2	2,80	7	3,24	2	3,67	7	4,10
3	2,82	8	3,26	3	3,69	8	4,12
4	2,84	9	3,27	4	3,71	9	4,14
415	2,85	440	3,29	465	3,72	490	4,16
6	2,87	1	3,31	6	3,74	1	4,18
7	2,89	2	3,32	7	3,76	2	4,19
8	2,91	3	3,34	8	3,78	3	4,21
9	2,92	4	3,36	9	3,79	4	4,23
420	2,94	445	3,38	470	3,81	495	4,25
1	2,96	6	3,39	1	3,83	6	4,26
2	2,98	7	3,41	2	3,85	7	4,28
3	2,99	8	3,43	3	3,86	8	4,30
4	3,01	9	3,45	4	3,88	9	4,31

M. V.	P_H	M. V.	P_H	M. V.	P_H	M. V.	P_H
500	4,33	525	4,77	550	5,20	575	5,64
1	4,35	6	4,78	1	5,22	6	5,65
2	4,37	7	4,80	2	5,24	7	5,67
3	4,38	8	4,82	3	5,25	8	5,69
4	4,40	9	4,84	4	5,27	9	5,71
505	4,42	530	4,85	555	5,29	580	5,72
6	4,44	1	4,87	6	5,31	1	5,74
7	4,45	2	4,89	7	5,32	2	5,76
8	4,47	3	4,91	8	5,34	3	5,78
9	4,49	4	4,92	9	5,36	4	5,79
510	4,51	535	4,94	560	5,38	585	5,81
1	4,52	6	4,96	1	5,39	6	5,83
2	4,54	7	4,98	2	5,41	7	5,85
3	4,56	8	4,99	3	5,43	8	5,86
4	4,58	9	5,01	4	5,45	9	5,88
515	4,59	540	5,03	565	5,46	590	5,90
6	4,61	1	5,05	6	5,48	1	5,91
7	4,63	2	5,06	7	5,50	2	5,93
8	4,65	3	5,08	8	5,52	3	5,95
9	4,66	4	5,09	9	5,53	4	5,97
520	4,68	545	5,11	570	5,55	595	5,98
1	4,70	6	5,13	1	5,57	6	6,00
2	4,71	7	5,15	2	5,58	7	6,02
3	4,73	8	5,17	3	5,60	8	6,04
4	4,75	9	5,18	4	5,62	9	6,05

17°

M. V.	P_H	M. V.	P_H	M. V.	P_H	M. V.	P_H
600	6,07	625	6,51	650	6,94	675	7,38
1	6,09	6	6,52	1	6,96	6	7,39
2	6,11	7	6,54	2	6,98	7	7,41
3	6,12	8	6,56	3	6,99	8	7,43
4	6,14	9	6,58	4	7,01	9	7,45
605	6,16	630	6,59	655	7,03	680	7,46
6	6,18	1	6,61	6	7,05	1	7,48
7	6,19	2	6,63	7	7,06	2	7,50
8	6,21	3	6,65	8	7,08	3	7,51
9	6,23	4	6,66	9	7,10	4	7,53
610	6,25	635	6,68	660	7,11	685	7,55
1	6,26	6	6,70	1	7,13	6	7,57
2	6,28	7	6,71	2	7,15	7	7,58
3	6,30	8	6,73	3	7,17	8	7,60
4	6,31	9	6,75	4	7,18	9	7,62
615	6,33	640	6,77	665	7,20	690	7,64
6	6,35	1	6,78	6	7,22	1	7,65
7	6,37	2	6,80	7	7,24	2	7,67
8	6,38	3	6,82	8	7,25	3	7,69
9	6,40	4	6,84	9	7,27	4	7,71
620	6,42	645	6,85	670	7,29	695	7,72
1	6,44	6	6,87	1	7,31	6	7,74
2	6,45	7	6,89	2	7,32	7	7,76
3	6,47	8	6,91	3	7,34	8	7,78
4	6,49	9	6,92	4	7,36	9	7,79

M.V.	P_H	M.V.	P_H	M.V.	P_H	M.V.	P_H
700	7,81	725	8,25	750	8,68	775	9,11
1	7,83	6	8,26	1	8,70	6	9,13
2	7,85	7	8,28	2	8,71	7	9,15
3	7,86	8	8,30	3	8,73	8	9,17
4	7,88	9	8,31	4	8,75	9	9,18
705	7,90	730	8,33	755	8,77	780	9,20
6	7,92	1	8,35	6	8,78	1	9,22
7	7,93	2	8,37	7	8,80	2	9,24
8	7,95	3	8,38	8	8,82	3	9,25
9	7,97	4	8,40	9	8,84	4	9,27
710	7,98	735	8,42	760	8,85	785	9,29
1	8,00	6	8,44	1	8,87	6	9,30
2	8,02	7	8,45	2	8,89	7	9,32
3	8,04	8	8,47	3	8,90	8	9,34
4	8,05	9	8,49	4	8,92	9	9,36
715	8,07	740	8,51	765	8,94	790	9,38
6	8,09	1	8,52	6	8,96	1	9,40
7	8,10	2	8,54	7	8,98	2	9,41
8	8,12	3	8,56	8	8,99	3	9,43
9	8,14	4	8,58	9	9,01	4	9,45
720	8,16	745	8,59	770	9,03	795	9,46
1	8,18	6	8,61	1	9,05	6	9,48
2	8,19	7	8,63	2	9,06	7	9,50
3	8,21	8	8,65	3	9,08	8	9,51
4	8,23	9	8,66	4	9,10	9	9,53
						800	9,55

M. V.	P_H	M. V.	P_H	M. V.	P_H	M. V.	P_H
300	0,86	325	1,29	350	1,73	375	2,16
1	0,88	6	1,31	1	1,74	6	2,18
2	0,90	7	1,33	2	1,76	7	2,20
3	0,91	8	1,35	3	1,78	8	2,21
4	0,93	9	1,36	4	1,80	9	2,23
305	0,95	330	1,38	355	1,81	380	2,25
6	0,97	1	1,40	6	1,83	1	2,27
7	0,98	2	1,42	7	1,85	2	2,28
8	1,00	3	1,43	8	1,87	3	2,30
9	1,02	4	1,45	9	1,88	4	2,32
310	1,03	335	1,47	360	1,90	385	2,33
1	1,05	6	1,49	1	1,92	6	2,35
2	1,07	7	1,50	2	1,94	7	2,37
3	1,09	8	1,52	3	1,95	8	2,39
4	1,10	9	1,54	4	1,97	9	2,40
315	1,12	340	1,55	365	1,99	390	2,42
6	1,14	1	1,57	6	2,01	1	2,44
7	1,16	2	1,59	7	2,02	2	2,46
8	1,17	3	1,61	8	2,04	3	2,47
9	1,19	4	1,62	9	2,06	4	2,49
320	1,21	345	1,64	370	2,07	395	2,51
1	1,23	6	1,66	1	2,09	6	2,53
2	1,24	7	1,68	2	2,11	7	2,54
3	1,26	8	1,69	3	2,13	8	2,56
4	1,28	9	1,71	4	2,14	9	2,58

M.V.	P_H	M.V.	P_H	M.V.	P_H	M.V.	P_H
400	2,59	425	3,03	450	3,46	475	3,89
1	2,61	6	3,05	1	3,48	6	3,91
2	2,63	7	3,06	2	3,50	7	3,93
3	2,65	8	3,08	3	3,51	8	3,95
4	2,66	9	3,10	4	3,53	9	3,96
405	2,68	430	3,11	455	3,55	480	3,98
6	2,70	1	3,13	6	3,56	1	4,00
7	2,72	2	3,15	7	3,58	2	4,02
8	2,73	3	3,17	8	3,60	3	4,03
9	2,75	4	3,18	9	3,62	4	4,05
410	2,77	435	3,20	460	3,63	485	4,07
1	2,79	6	3,22	1	3,65	6	4,08
2	2,80	7	3,24	2	3,67	7	4,10
3	2,82	8	3,25	3	3,69	8	4,12
4	2,84	9	3,27	4	3,70	9	4,14
415	2,85	440	3,29	465	3,72	490	4,15
6	2,87	1	3,31	6	3,74	1	4,17
7	2,89	2	3,32	7	3,76	2	4,19
8	2,91	3	3,34	8	3,77	3	4,21
9	2,92	4	3,36	9	3,79	4	4,22
420	2,94	445	3,37	470	3,81	495	4,24
1	2,96	6	3,39	1	3,82	6	4,26
2	2,98	7	3,41	2	3,84	7	4,28
3	2,99	8	3,43	3	3,86	8	4,29
4	3,01	9	3,44	4	3,88	9	4,31

18^0

M.V.	P_H	M.V.	P_H	M.V.	P_H	M.V.	P_H
500	4,33	525	4,76	550	5,19	575	5,63
1	4,34	6	4,78	1	5,21	6	5,64
2	4,36	7	4,80	2	5,23	7	5,66
3	4,38	8	4,81	3	5,25	8	5,68
4	4,40	9	4,83	4	5,26	9	5,70
505	4,41	530	4,85	555	5,28	580	5,71
6	4,43	1	4,86	6	5,30	1	5,73
7	4,45	2	4,88	7	5,32	2	5,75
8	4,47	3	4,90	8	5,33	3	5,77
9	4,48	4	4,91	9	5,35	4	5,78
510	4,50	535	4,93	560	5,37	585	5,80
1	4,52	6	4,95	1	5,38	6	5,82
2	4,54	7	4,97	2	5,40	7	5,84
3	4,55	8	4,99	3	5,42	8	5,85
4	4,57	9	5,00	4	5,44	9	5,87
515	4,59	540	5,02	565	5,45	590	5,89
6	4,60	1	5,04	6	5,47	1	5,90
7	4,62	2	5,06	7	5,49	2	5,92
8	4,64	3	5,07	8	5,51	3	5,94
9	4,66	4	5,09	9	5,52	4	5,96
520	4,67	545	5,11	570	5,54	595	5,97
1	4,69	6	5,12	1	5,56	6	5,99
2	4,71	7	5,14	2	5,58	7	6,01
3	4,73	8	5,16	3	5,59	8	6,03
4	4,74	9	5,17	4	5,61	9	6,04

M.V.	P_H	M.V.	P_H	M.V.	P_H	M.V.	P_H
600	6,06	625	6,49	650	6,93	675	7,36
1	6,08	6	6,51	1	6,94	6	7,38
2	6,10	7	6,53	2	6,96	7	7,40
3	6,11	8	6,55	3	6,98	8	7,41
4	6,13	9	6,56	4	7,00	9	7,43
605	6,15	630	6,58	655	7,01	680	7,45
6	6,16	1	6,60	6	7,03	1	7,46
7	6,18	2	6,62	7	7,05	2	7,48
8	6,20	3	6,63	8	7,07	3	7,50
9	6,22	4	6,65	9	7,08	4	7,52
610	6,23	635	6,67	660	7,10	685	7,53
1	6,25	6	6,68	1	7,12	5	7,55
2	6,27	7	6,70	2	7,14	7	7,57
3	6,29	8	6,72	3	7,15	8	7,59
4	6,30	9	6,74	4	7,17	9	7,60
615	6,32	640	6,75	665	7,19	690	7,62
6	6,34	1	6,77	6	7,20	1	7,64
7	6,36	2	6,79	7	7,22	2	7,66
8	6,37	3	6,81	8	7,24	3	7,67
9	6,39	4	6,82	9	7,26	4	7,69
620	6,41	645	6,84	670	7,27	695	7,71
1	6,42	6	6,86	1	7,29	6	7,72
2	6,44	7	6,88	2	7,31	7	7,74
3	6,46	8	6,89	3	7,33	8	7,76
4	6,48	9	6,91	4	7,34	9	7,78

M.V.	P_H	M.V.	P_H	M.V.	P_H	M.V.	P_H
700	7,79	725	8,23	750	8,66	775	9,09
1	7,81	6	8,24	1	8,68	6	9,11
2	7,83	7	8,26	2	8,69	7	9,13
3	7,85	8	8,28	3	8,71	8	9,15
4	7,86	9	8,30	4	8,73	9	9,16
705	7,88	730	8,31	755	8,75	780	9,18
6	7,90	1	8,33	6	8,76	1	9,20
7	7,92	2	8,35	7	8,78	2	9,21
8	7,93	3	8,37	8	8,80	3	9,23
9	7,95	4	8,38	9	8,82	4	9,25
710	7,97	735	8,40	760	8,83	785	9,27
1	7,98	6	8,42	1	8,85	6	9,28
2	8,00	7	8,44	2	8,87	7	9,30
3	8,02	8	8,45	3	8,89	8	9,32
4	8,04	9	8,47	4	8,90	9	9,34
715	8,05	740	8,49	765	8,92	790	9,35
6	8,07	1	8,50	6	8,94	1	9,37
7	8,09	2	8,52	7	8,95	2	9,39
8	8,11	3	8,54	8	8,97	3	9,41
9	8,12	4	8,56	9	8,99	4	9,42
720	8,14	745	8,57	770	9,01	795	9,44
1	8,16	6	8,59	1	9,02	6	9,46
2	8,18	7	8,61	2	9,04	7	9,47
3	8,19	8	8,63	3	9,06	8	9,49
4	8,21	9	8,64	4	9,08	9	9,51
						800	9,53

M.V.	P_H	M.V.	P_H	M.V.	P_H	M.V.	P_H
300	0,87	325	1,30	350	1,74	375	2,17
1	0,89	6	1,32	1	1,75	6	2,18
2	0,91	7	1,34	2	1,77	7	2,20
3	0,92	8	1,36	3	1,79	8	2,22
4	0,94	9	1,37	4	1,80	9	2,24
305	0,96	330	1,39	355	1,82	380	2,25
6	0,98	1	1,41	6	1,84	1	2,27
7	0,99	2	1,42	7	1,86	2	2,29
8	1,01	3	1,44	8	1,87	3	2,31
9	1,03	4	1,46	9	1,89	4	2,32
310	1,04	335	1,48	360	1,91	385	2,34
1	1,06	6	1,49	1	1,93	6	2,36
2	1,08	7	1,51	2	1,94	7	2,37
3	1,10	8	1,53	3	1,96	8	2,39
4	1,11	9	1,55	4	1,98	9	2,41
315	1,13	340	1,56	365	1,99	390	2,43
6	1,15	1	1,58	6	2,01	1	2,44
7	1,17	2	1,60	7	2,03	2	2,46
8	1,18	3	1,61	8	2,05	3	2,48
9	1,20	4	1,63	9	2,06	4	2,50
320	1,22	345	1,65	370	2,08	395	2,51
1	1,23	6	1,67	1	2,10	6	2,53
2	1,25	7	1,68	2.	2,12	7	2,55
3	1,27	8	1,70	3	2,13	8	2,56
4	1,29	9	1,72	4	2,15	9	2,58

M. V.	P_H	M. V.	P_H	M. V.	P_H	M. V.	P_H
400	2,60	425	3,03	450	3,46	475	3,90
1	2,62	6	3,05	1	3,48	6	3,91
2	2,63	7	3,07	2	3,50	7	3,93
3	2,65	8	3,08	3	3,51	8	3,95
4	2,67	9	3,10	4	3,53	9	3,96
405	2,69	430	3,12	455	3,55	480	3,98
6	2,70	1	3,13	6	3,57	1	4,00
7	2,72	2	3,15	7	3,58	2	4,01
8	2,74	3	3,17	8	3,60	3	4,03
9	2,75	4	3,19	9	3,62	4	4,05
410	2,77	435	3,20	460	3,64	485	4,07
1	2,79	6	3,22	1	3,65	6	4,08
2	2,81	7	3,24	2	3,67	7	4,10
3	2,82	8	3,26	3	3,69	8	4,12
4	2,84	9	3,27	4	3,70	9	4,14
415	2,86	440	3,29	465	3,72	490	4,15
6	2,88	1	3,31	6	3,74	1	4,17
7	2,89	2	3,32	7	3,76	2	4,19
8	2,91	3	3,34	8	3,77	3	4,21
9	2,93	4	3,36	9	3,79	4	4,22
420	2,94	445	3,38	470	3,81	495	4,24
1	2,96	6	3,39	1	3,83	6	4,26
2	2,98	7	3,41	2	3,84	7	4,27
3	3,00	8	3,43	3	3,86	8	4,29
4	3,01	9	3,45	4	3,88	9	4,31

M.V.	P_H	M.V.	P_H	M.V.	P_H	M.V.	P_H
500	4,33	525	4,76	550	5,19	575	5,62
1	4,34	6	4,78	1	5,21	6	5,64
2	4,36	7	4,79	2	5,22	7	5,66
3	4,38	8	4,81	3	5,24	8	5,67
4	4,40	9	4,83	4	5,26	9	5,69
505	4,41	530	4,84	555	5,28	580	5,71
6	4,43	1	4,86	6	5,29	1	5,73
7	4,45	2	4,88	7	5,31	2	5,74
8	4,46	3	4,90	8	5,33	3	5,76
9	4,48	4	4,91	9	5,35	4	5,78
510	4,50	535	4,93	560	5,36	585	5,79
1	4,52	6	4,95	1	5,38	6	5,81
2	4,53	7	4,97	2	5,40	7	5,83
3	4,55	8	4,98	3	5,41	8	5,85
4	4,57	9	5,00	4	5,43	9	5,86
515	4,59	540	5,02	565	5,45	590	5,88
6	4,60	1	5,03	6	5,47	1	5,90
7	4,62	2	5,05	7	5,48	2	5,92
8	4,64	3	5,07	8	5,50	3	5,93
9	4,65	4	5,09	9	5,52	4	5,95
520	4,67	545	5,10	570	5,54	595	5,97
1	4,69	6	5,12	1	5,55	6	5,98
2	4,71	7	5,14	2	5,57	7	6,00
3	4,72	8	5,16	3	5,59	8	6,01
4	4,74	9	5,17	4	5,60	9	6,03

M. V.	P_H	M. V.	P_H	M. V.	P_H	M. V.	P_H
600	6,05	625	6,49	650	6,92	675	7,35
1	6,07	6	6,50	1	6,93	6	7,37
2	6,09	7	6,52	2	6,95	7	7,38
3	6,11	8	6,54	3	6,97	8	7,40
4	6,12	9	6,55	4	6,99	9	7,42
605	6,14	630	6,57	655	7,00	680	7,44
6	6,16	1	6,59	6	7,02	1	7,45
7	6,17	2	6,61	7	7,04	2	7,47
8	6,19	3	6,62	8	7,06	3	7,49
9	6,21	4	6,64	9	7,07	4	7,50
610	6,23	635	6,66	660	7,09	685	7,52
1	6,24	6	6,68	1	7,11	6	7,54
2	6,26	7	6,69	2	7,13	7	7,56
3	6,28	8	6,71	3	7,14	8	7,57
4	6,29	9	6,73	4	7,16	9	7,59
615	6,31	640	6,74	665	7,18	690	7,61
6	6,33	1	6,76	6	7,19	1	7,63
7	6,35	2	6,78	7	7,21	2	7,64
8	6,36	3	6,80	8	7,23	3	7,66
9	6,38	4	6,81	9	7,25	4	7,68
620	6,40	645	6,83	670	7,26	695	7,69
1	6,42	6	6,85	1	7,28	6	7,71
2	6,43	7	6,87	2	7,30	7	7,73
3	6,45	8	6,88	3	7,31	8	7,75
4	6,47	9	6,90	4	7,33	9	7,76

M. V.	P_H	M. V.	P_H	M. V.	P_H	M. V.	P_H
700	7,78	725	8,21	750	8,64	775	9,08
1	7,80	6	8,23	1	8,66	6	9,09
2	7,82	7	8,25	2	8,68	7	9,11
3	7,83	8	8,26	3	8,70	8	9,13
4	7,85	9	8,28	4	8,71.	9	9,15
705	7,87	730	8,30	755	8,73	780	9,16
6	7,88	1	8,32	6	8,75	1	9,18
7	7,90	2	8,33	7	8,77	2	9,20
8	7,92	3	8,35	8	8,78	3	9,22
9	7,94	4	8,37	9	8,80	4	9,23
710	7,95	735	8,39	760	8,82	785	9,25
1	7,97	6	8,40	1	8,83	6	9,27
2	7,99	7	8,42	2	8,85	7	9,28
3	8,00	8	8,44	3	8,87	8	9,30
4	8,02	9	8,45	4	8,89	9	9,32
715	8,04	740	8,47	765	8,90	790	9,34
6	8,06	1	8,49	6	8,92	1	9,35
7	8,07	2	8,51	7	8,94	2	9,37
8	8,09	3	8,52	8	8,96	3	9,39
9	8,11	4	8,54	9	8,97	4	9,40
720	8,13	745	8,56	770	8,99	795	9,42
1	8,14	6	8,58	1	9,00	6	9,44
2	8,16	7	8,59	2	9,02	7	9,46
3	8,18	8	8,61	3	9,04	8	9,47
4	8,20	9	8,63	4	9,06	9	9,49
						800	9,51

M. V.	P_H	M. V.	P_H	M. V.	P_H	M. V.	P_H
300	0,88	325	1,31	350	1,74	375	2,17
1	0,90	6	1,33	1	1,76	6	2,19
2	0,92	7	1,35	2	1,78	7	2,21
3	0,93	8	1,36	3	1,79	8	2,22
4	0,95	9	1,38	4	1,81	9	2,24
305	0,97	330	1,40	355	1,83	380	2,26
6	0,98	1	1,41	6	1,85	1	2,27
7	1,00	2	1,43	7	1,86	2	2,29
8	1,02	3	1,45	8	1,88	3	2,31
9	1,04	4	1,47	9	1,90	4	2,33
310	1,05	335	1,48	360	1,91	385	2,34
1	1,07	6	1,50	1	1,93	6	2,36
2	1,09	7	1,52	2	1,95	7	2,38
3	1,11	8	1,54	3	1,97	8	2,40
4	1,12	9	1,55	4	1,98	9	2,41
315	1,14	340	1,57	365	2,00	390	2,43
6	1,16	1	1,59	6	2,02	1	2,45
7	1,17	2	1,60	7	2,03	2	2,46
8	1,19	3	1,62	8	2,05	3	2,48
9	1,21	4	1,64	9	2,07	4	2,50
320	1,23	345	1,66	370	2,09	395	2,52
1	1,24	6	1,67	1	2,10	6	2,53
2	1,26	7	1,69	2	2,12	7	2,55
3	1,28	8	1,71	3	2,14	8	2,57
4	1,29	9	1,72	4	2,15	9	2,59

M.V.	P_H	M.V.	P_H	M.V.	P_H	M.V.	P_H
400	2,60	425	3,03	450	3,46	475	3,89
1	2,62	6	3,05	1	3,48	6	3,91
2	2,63	7	3,07	2	3,50	7	3,93
3	2,65	8	3,08	3	3,51	8	3,94
4	2,67	9	3,10	4	3,53	9	3,96
405	2,69	430	3,12	455	3,55	480	3,98
6	2,71	1	3,14	6	3,57	1	4,00
7	2,72	2	3,15	7	3,58	2	4,01
8	2,74	3	3,17	8	3,60	3	4,03
9	2,76	4	3,19	9	3,62	4	4,05
410	2,77	435	3,20	460	3,64	485	4,07
1	2,79	6	3,22	1	3,65	6	4,08
2	2,81	7	3,24	2	3,67	7	4,10
3	2,83	8	3,26	3	3,69	8	4,12
4	2,84	9	3,27	4	3,70	9	4,13
415	2,86	440	3,29	465	3,72	490	4,15
6	2,88	1	3,31	6	3,74	1	4,17
7	2,90	2	3,33	7	3,76	2	4,19
8	2,91	3	3,34	8	3,77	3	4,20
9	2,93	4	3,36	9	3,79	4	4,22
420	2,95	445	3,38	470	3,81	495	4,24
1	2,96	6	3,39	1	3,82	6	4,25
2	2,98	7	3,41	2	3,84	7	4,27
3	3,00	8	3,43	3	3,86	8	4,28
4	3,02	9	3,45	4	3,88	9	4,31

20°

M.V.	P_H	M.V.	P_H	M.V.	P_H	M.V.	P_H
500	4,32	525	4,75	550	5,18	575	5,61
1	4,34	6	4,77	1	5,20	6	5,63
2	4,36	7	4,79	2	5,22	7	5,65
3	4,38	8	4,81	3	5,24	8	5,67
4	4,39	9	4,82	4	5,25	9	5,68
505	4,41	530	4,84	555	5,27	580	5,70
6	4,43	1	4,86	6	5,29	1	5,72
7	4,44	2	4,87	7	5,30	2	5,73
8	4,46	3	4,89	8	5,32	3	5,75
9	4,48	4	4,91	9	5,34	4	5,77
510	4,50	535	4,93	560	5,36	585	5,79
1	4,51	6	4,94	1	5,37	6	5,80
2	4,53	7	4,96	2	5,39	7	5,82
3	4,55	8	4,98	3	5,41	8	5,84
4	4,56	9	4,99	4	5,43	9	5,86
515	4,58	540	5,01	565	5,44	590	5,87
6	4,60	1	5,03	6	5,46	1	5,89
7	4,62	2	5,05	7	5,48	2	5,91
8	4,63	3	5,06	8	5,49	3	5,92
9	4,65	4	5,08	9	5,51	4	5,94
520	4,67	545	5,10	570	5,53	595	5,96
1	4,69	6	5,12	1	5,55	6	5,98
2	4,70	7	5,13	2	5,56	7	5,99
3	4,72	8	5,15	3	5,58	8	6,01
4	4,74	9	5,17	4	5,60	9	6,03

M. V.	P_H	M. V.	P_H	M. V.	P_H	M. V.	P_H
600	6,04	625	6,48	650	6,91	675	7,34
1	6,06	6	6,49	1	6,92	6	7,35
2	6,08	7	6,51	2	6,94	7	7,37
3	6,10	8	6,53	3	6,96	8	7,39
4	6,11	9	6,54	4	6,97	9	7,40
605	6,13	630	6,56	655	6,99	680	7,42
6	6,15	1	6,58	6	7,01	1	7,44
7	6,17	2	6,60	7	7,03	2	7,46
8	6,18	3	6,61	8	7,04	3	7,47
9	6,20	4	6,63	9	7,06	4	7,49
610	6,22	635	6,65	660	7,08	685	7,51
1	6,23	6	6,66	1	7,09	6	7,52
2	6,25	7	6,68	2	7,11	7	7,54
3	6,27	8	6,70	3	7,13	8	7,56
4	6,28	9	6,72	4	7,15	9	7,58
615	6,30	640	6,73	665	7,16	690	7,59
6	6,32	1	6,75	6	7,18	1	7,61
7	6,34	2	6,77	7	7,20	2	7,63
8	6,35	3	6,78	8	7,22	3	7,65
9	6,37	4	6,80	9	7,23	4	7,66
620	6,38	645	6,82	670	7,25	695	7,68
1	6,40	6	6,84	1	7,27	6	7,70
2	6,42	7	6,85	2	7,28	7	7,71
3	6,44	8	6,87	3	7,30	8	7,73
4	6,46	9	6,89	4	7,32	9	7,75

M. V.	P_H	M. V.	P_H	M. V.	P_H	M. V.	P_H
700	7,77	725	8,20	750	8,63	775	9,06
1	7,78	6	8,21	1	8,64	6	9,07
2	7,80	7	8,23	2	8,66	7	9,09
3	7,82	8	8,25	3	8,68	8	9,11
4	7,83	9	8,27	4	8,70	9	9,13
705	7,85	730	8,29	755	8,71	780	9,14
6	7,87	1	8,30	6	8,73	1	9,16
7	7,89	2	8,32	7	8,75	2	9,18
8	7,90	3	8,33	8	8,76	3	9,19
9	7,92	4	8,35	9	8,78	4	9,21
710	7,94	735	8,37	760	8,80	785	9,23
1	7,96	6	8,39	1	8,82	6	9,25
2	7,97	7	8,40	2	8,83	7	9,26
3	7,99	8	8,42	3	8,85	8	9,28
4	8,01	9	8,44	4	8,87	9	9,30
715	8,02	740	8,45	765	8,88	790	9,31
6	8,04	1	8,47	6	8,90	1	9,33
7	8,06	2	8,49	7	8,92	2	9,35
8	8,08	3	8,51	8	8,94	3	9,37
9	8,09	4	8,52	9	8,95	4	9,38
720	8,11	745	8,54	770	8,97	795	9,40
1	8,13	6	8,56	1	8,99	6	9,42
2	8,14	7	8,57	2	9,01	7	9,44
3	8,16	8	8,59	3	9,02	8	9,45
4	8,18	9	8,61	4	9,04	9	9,47
						800	9,49

M.V.	P_H	M.V.	P_H	M.V.	P_H	M.V.	P_H
300	0,89	325	1,32	350	1,75	375	2,17
1	0,91	6	1,33	1	1,76	6	2,19
2	0,92	7	1,35	2	1,78	7	2,21
·3	0,94	8	1,37	3	1,80	8	2,23
4	0,96	9	1,39	4	1,81·	9	2,24
305	0,97	330	1,40	355	1,83	380	2,26
6	0,99	1	1,42	6	1,85	1	2,28
7	1,01	2	1,44	7	1,87	2	2,30
8	1,03	3	1,45	8	1,88	3	2,31
9	1,04	4	1,47	9	1,90	4	2,33
310	1,06	335	1,49	360	1,92	385	2,35
1	1,08	6	1,51	1	1,93	6	2,36
2	1,09	7	1,52	2	1,95	7	2,38
3	1,11	8	1,54	3	1,97	8	2,40
4	1,13	9	1,56	4	1,99	9	2,42
315	1,15	340	1,57	365	2,00	390	2,43
6	1,16	1	1,59	6	2,02	1	2,45
7	1,18	2	1,61	7	2,04	2	2,47
8	1,20	3	1,63	8	2,05	3	2,48
9	1,21	4	1,64	9	2,07	4	2,50
320	1,23	345	1,66	370	2,09	395	2,52
1	1,25	6	1,68	1	2,11	6	2,54
2	1,27	7	1,69	2	2,12	7	2,55
3	1,28	8	1,71	3	2,14	8	2,57
4	1,30	9	1,73	4	2,16	9	2,59

21°

M.V.	P_H	M.V.	P_H	M.V.	P_H	M.V.	P_H
400	2,60	425	3,03	450	3,46	475	3,89
1	2,62	6	3,05	1	3,48	6	3,91
2	2,64	7	3,07	2	3,50	7	3,93
3	2,66	8	3,08	3	3,51	8	3,94
4	2,67	9	3,10	4	3,53	9	3,96
405	2,69	430	3,12	455	3,55	480	3,98
6	2,71	1	3,14	6	3,56	1	3,99
7	2,72	2	3,15	7	3,58	2	4,01
8	2,74	3	3,17	8	3,60	3	4,03
9	2,76	4	3,19	9	3,62	4	4,04
410	2,78	435	3,20	460	3,63	485	4,06
1	2,79	6	3,22	1	3,65	6	4,08
2	2,81	7	3,24	2	3,67	7	4,10
3	2,83	8	3,26	3	3,68	8	4,11
4	2,84	9	3,27	4	3,70	9	4,13
415	2,86	440	3,29	465	3,72	490	4,15
6	2,88	1	3,31	6	3,74	1	4,16
7	2,90	2	3,32	7	3,75	2	4,18
8	2,91	3	3,34	8	3,77	3	4,20
9	2,93	4	3,36	9	3,79	4	4,22
420	2,95	445	3,38	470	3,80	495	4,23
1	2,96	6	3,39	1	3,82	6	4,25
2	2,98	7	3,41	2	3,84	7	4,27
3	3,00	8	3,43	3	3,86	8	4,28
4	3,02	9	3,44	4	3,87	9	4,30

M. V.	P_H	M. V.	P_H	M. V.	P_H	M. V.	P_H
500	4,32	525	4,75	550	5,18	575	5,61
1	4,34	6	4,77	1	5,19	6	5,62
2	4,35	7	4,78	2	5,21	7	5,64
3	4,37	8	4,80	3	5,23	8	5,66
4	4,39	9	4,82	4	5,25	9	5,67
505	4,40	530	4,83	555	5,26	580	5,69
6	4,42	1	4,85	6	5,28	1	5,71
7	4,44	2	4,87	7	5,30	2	5,73
8	4,46	3	4,89	8	5,31	3	5,74
9	4,47	4	4,90	9	5,33	4	5,76
510	4,49	535	4,92	560	5,35	585	5,78
1	4,51	6	4,94	1	5,37	6	5,79
2	4,52	7	4,95	2	5,38	7	5,81
3	4,54	8	4,97	3	5,40	8	5,83
4	4,56	9	4,99	4	5,42	9	5,85
515	4,58	540	5,01	565	5,43	590	5,86
6	4,59	1	5,02	6	5,45	1	5,88
7	4,61	2	5,04	7	5,47	2	5,90
8	4,63	3	5,06	8	5,49	3	5,91
9	4,64	4	5,07	9	5,50	4	5,93
520	4,66	545	5,09	570	5,52	595	5,95
1	4,68	6	5,11	1	5,54	6	5,97
2	4,70	7	5,13	2	5,55	7	5,98
3	4,71	8	5,14	3	5,57	8	6,00
4	4,73	9	5,16	4	5,59	9	6,02

21°

M. V.	P_H	M. V.	P_H	M. V.	P_H	M. V.	P_H
600	6,03	625	6,46	650	6,89	675	7,32
1	6,05	6	6,48	1	6,91	6	7,34
2	6,07	7	6,50	2	6,93	7	7,36
3	6,09	8	6,52	3	6,94	8	7,37
4	6,10	9	6,53	4	6,96	9	7,39
605	6,12	630	6,55	655	6,98	680	7,41
6	6,14	1	6,57	6	6,99	1	7,42
7	6,15	2	6,58	7	7,01	2	7,44
8	6,17	3	6,60	8	7,03	3	7,46
9	6,19	4	6,62	9	7,05	4	7,48
610	6,21	635	6,63	660	7,06	685	7,49
1	6,22	6	6,65	1	7,08	6	7,51
2	6,24	7	6,67	2	7,10	7	7,53
3	6,26	8	6,69	3	7,11	8	7,54
4	6,27	9	6,70	4	7,13	9	7,56
615	6,29	640	6,72	665	7,15	690	7,58
6	6,31	1	6,74	6	7,17	1	7,60
7	6,33	2	6,75	7	7,18	2	7,61
8	6,34	3	6,77	8	7,20	3	7,63
9	6,36	4	6,79	9	7,22	4	7,65
620	6,38	645	6,81	670	7,23	695	7,66
1	6,39	6	6,82	1	7,25	6	7,68
2	6,41	7	6,84	2	7,27	7	7,70
3	6,43	8	6,86	3	7,29	8	7,72
4	6,45	9	6,87	4	7,30	9	7,73

M.V.	P$_H$	M.V.	P$_H$	M.V.	P$_H$	M.V.	P$_H$
700	7,75	725	8,18	750	8,61	775	9,04
1	7,77	6	8,20	1	8,62	6	9,05
2	7,78	7	8,21	2	8,64	7	9,07
3	7,80	8	8,23	3	8,66	8	9,09
4	7,82	9	8,25	4	8,68	9	9,10
705	7,84	730	8,26	755	8,69	780	9,12
6	7,85	1	8,28	6	8,71	1	9,14
7	7,87	2	8,30	7	8,73	2	9,16
8	7,89	3	8,32	8	8,74	3	9,17
9	7,90	4	8,33	9	8,76	4	9,19
710	7,92	735	8,35	760	8,78	785	9,21
1	7,94	6	8,37	1	8,80	6	9,22
2	7,95	7	8,38	2	8,81	7	9,24
3	7,97	8	8,40	3	8,83	8	9,26
4	7,99	9	8,42	4	8,85	9	9,28
715	8,01	740	8,44	765	8,86	790	9,29
6	8,02	1	8,45	6	8,88	1	9,31
7	8,04	2	8,47	7	8,90	2	9,33
8	8,06	3	8,49	8	8,92	3	9,34
9	8,08	4	8,50	9	8,93	4	9,36
720	8,09	745	8,52	770	8,95	795	9,38
1	8,11	6	8,54	1	8.97	6	9,40
2	8,13	7	8,56	2	8,98	7	9,41
3	8,14	8	8,58	3	9,00	8	9,43
4	8,16	9	8,59	4	9,02	9	9,45
						800	9,46

22°

M.V.	P_H	M.V.	P_H	M.V.	P_H	M.V.	P_H
300	0,90	325	1,32	350	1,75	375	2,18
1	0,91	6	1,34	1	1,77	6	2,20
2	0,93	7	1,36	2	1,79	7	2,21
3	0,95	8	1,38	3	1,80	8	2,23
4	0,97	9	1,39	4	1,82	9	2,25
305	0,98	330	1,41	355	1,84	380	2,26
6	1,00	1	1,43	6	1,85	1	2,28
7	1,02	2	1,44	7	1,87	2	2,30
8	1,03	3	1,46	8	1,89	3	2,32
9	1,05	4	1,48	9	1,91	4	2,33
310	1,07	335	1,50	360	1,92	385	2,35
1	1,09	6	1,51	1	1,94	6	2,37
2	1,10	7	1,53	2	1,96	7	2,38
3	1,12	8	1,55	3	1,97	8	2,40
4	1,14	9	1,56	4	1,99	9	2,42
315	1,15	340	1,58	365	2,01	390	2,44
6	1,17	1	1,60	6	2,03	1	2,45
7	1,19	2	1,62	7	2,04	2	2,47
8	1,21	3	1,63	8	2,06	3	2,49
9	1,22	4	1,65	9	2,08	4	2,50
320	1,24	345	1,67	370	2,09	395	2,52
1	1,26	6	1,68	1	2,11	6	2,54
2	1,27	7	1,70	2	2,13	7	2,56
3	1,29	8	1,72	3	2,15	8	2,57
4	1,31	9	1,74	4	2,16	9	2,59

M. V.	P_H	M. V.	P_H	M. V.	P_H	M. V.	P_H
400	2,61	425	3,03	450	3,46	475	3,89
1	2,62	6	3,05	1	3,48	6	3,91
2	2,64	7	3,07	2	3,50	7	3,92
3	2,66	8	3,09	3	3,51	8	3,94
4	2,68	9	3,10	4	3,53	9	3,96
405	2,69	430	3,12	455	3,55	480	3,97
6	2,71	1	3,14	6	3,56	1	3,99
7	2,73	2	3,15	7	3,58	2	4,01
8	2,74	3	3,17	8	3,60	3	4,03
9	2,76	4	3,19	9	3,62	4	4,04
410	2,78	435	3,21	460	3,63	485	4,06
1	2,79	6	3,22	1	3,65	6	4,08
2	2,81	7	3,24	2	3,67	7	4,09
3	2,83	8	3,26	3	3,68	8	4,11
4	2,85	9	3,27	4	3,70	9	4,13
415	2,86	440	3,29	465	3,72	490	4,15
6	2,88	1	3,31	6	3,73	1	4,16
7	2,90	2	3,32	7	3,75	2	4,18
8	2,91	3	3,34	8	3,77	3	4,20
9	2,93	4	3,36	9	3,79	4	4,21
420	2,95	445	3,38	470	3,80	495	4,23
1	2,97	6	3,39	1	3,82	6	4,25
2	2,98	7	3,41	2	3,84	7	4,26
3	3,00	8	3,43	3	3,85	8	4,28
4	3,02	9	3,44	4	3,87	9	4,30

22°

M.V.	P_H	M.V.	P_H	M.V.	P_H	M.V.	P_H
500	4,32	525	4,74	550	5,17	575	5,60
1	4,33	6	4,76	1	5,19	6	5,62
2	4,35	7	4,78	2	5,21	7	5,63
3	4,37	8	4,79	3	5,22	8	5,65
4	4,38	9	4,81	4	5,24	9	5,67
505	4,40	530	4,83	555	5,26	580	5,68
6	4,42	1	4,85	6	5,27	1	5,70
7	4,44	2	4,86	7	5,29	2	5,72
8	4,45	3	4,88	8	5,31	3	5,74
9	4,47	4	4,90	9	5,32	4	5,75
510	4,49	535	4,91	560	5,34	585	5,77
1	4,50	6	4,93	1	5,36	6	5,79
2	4,52	7	4,95	2	5,38	7	5,80
3	4,54	8	4,97	3	5,39	8	5,82
4	4,56	9	4,98	4	5,41	9	5,84
515	4,57	540	5,00	565	5,43	590	5,85
6	4,59	1	5,02	6	5,44	1	5,87
7	4,61	2	5,03	7	5,46	2	5,89
8	4,62	3	5,05	8	5,48	3	5,91
9	4,64	4	5,07	9	5,50	4	5,92
520	4,66	545	5,09	570	5,51	595	5,94
1	4,68	6	5,10	1	5,53	6	5,96
2	4,69	7	5,12	2	5,55	7	5,97
3	4,71	8	5,14	3	5,56	8	5,99
4	4,73	9	5,15	4	5,58	9	6,01

M.V.	P_H	M.V.	P_H	M.V.	P_H	M.V.	P_H
600	6,03	625	6,45	650	6,88	675	7,31
1	6,04	6	6,47	1	6,90	6	7,32
2	6,06	7	6,49	2	6,91	7	7,34
3	6,08	8	6,50	3	6,93	8	7,36
4	6,09	9	6,52	4	6,95	9	7,38
605	6,11	630	6,54	655	6,97	680	7,39
6	6,13	1	6,56	6	6,98	1	7,41
7	6,15	2	6,57	7	7,00	2	7,43
8	6,16	3	6,59	8	7,02	3	7,44
9	6,18	4	6,61	9	7,03	4	7,46
610	6,20	635	6,62	660	7,05	685	7,48
1	6,21	6	6,64	1	7,07	6	7,50
2	6,23	7	6,66	2	7,09	7	7,51
3	6,25	8	6,68	3	7,10	8	7,53
4	6,26	9	6,69	4	7,12	9	7,55
615	6,28	640	6,71	665	7,14	690	7,56
6	6,30	1	6,73	6	7,15	1	7,58
7	6,32	2	6,74	7	7,17	2	7,60
8	6,33	3	6,76	8	7,19	3	7,62
9	6,35	4	6,78	9	7,21	4	7,63
620	6,37	645	6,79	670	7,22	695	7,65
1	6,38	6	6,81	1	7,24	6	7,67
2	6,40	7	6,83	2	7,26	7	7,68
3	6,42	8	6,85	3	7,27	8	7,70
4	6,44	9	6,86	4	7,29	9	7,72

M.V.	P_H	M.V.	P_H	M.V.	P_H	M.V.	P_H
700	7,74	725	8,16	750	8,59	775	9,02
1	7,75	6	8,18	1	8,61	6	9,03
2	7,77	7	8,20	2	8,62	7	9,05
3	7,79	8	8,21	3	8,64	8	9,07
4	7,80	9	8,23	4	8,66	9	9,09
705	7,82	730	8,25	755	8,68	780	9,10
6	7,84	1	8,26	6	8,69	1	9,12
7	7,85	2	8,28	7	8,71	2	9,14
8	7,87	3	8,30	8	8,73	3	9,15
9	7,89	4	8,32	9	8,74	4	9,17
710	7,91	735	8,33	760	8,76	785	9,19
1	7,92	6	8,35	1	8,78	6	9,21
2	7,94	7	8,37	2	8,79	7	9,22
3	7,96	8	8,38	3	8,81	8	9,24
4	7,97	9	8,40	4	8,83	9	9,26
715	7,99	740	8,42	765	8,85	790	9,27
6	8,01	1	8,44	6	8,86	1	9,29
7	8,03	2	8,45	7	8,88	2	9,31
8	8,04	3	8,47	8	8,90	3	9,32
9	8,06	4	8,49	9	8,91	4	9,34
720	8,08	745	8,50	770	8,93	795	9,36
1	8,09	6	8,52	1	8,95	6	9,38
2	8,11	7	8,54	2	8,97	7	9,39
3	8,13	8	8,56	3	8,98	8	9,41
4	8,15	9	8,57	4	9,00	9	9,43
						800	9,44

M.V.	P_H	M.V.	P_H	M.V.	P_H	M.V.	P_H
300	0,91	325	1,33	350	1,76	375	2,18
1	0,92	6	1,35	1	1,77	6	2,20
2	0,94	7	1,37	2	1,79	7	2,22
3	0,96	8	1,38	3	1,81	8	2,24
4	0,97	9	1,40	4	1,83	9	2,25
305	0,99	330	1,42	355	1,84	380	2,27
6	1,01	1	1,43	6	1,86	1	2,29
7	1,03	2	1,45	7	1,88	2	2,30
8	1,04	3	1,47	8	1,89	3	2,32
9	1,06	4	1,49	9	1,91	4	2,34
310	1,08	335	1,50	360	1,93	385	2,35
1	1,09	6	1,52	1	1,95	6	2,37
2	1,11	7	1,54	2	1,96	7	2,39
3	1,13	8	1,55	3	1,98	8	2,41
4	1,14	9	1,57	4	2,00	9	2,42
315	1,16	340	1,59	365	2,01	390	2,44
6	1,18	1	1,60	6	2,03	1	2,46
7	1,20	2	1,62	7	2,05	2	2,47
8	1,21	3	1,64	8	2,06	3	2,49
9	1,23	4	1,66	9	2,08	4	2,51
320	1,25	345	1,67	370	2,10	395	2,52
1	1,26	6	1,69	1	2,12	6	2,54
2	1,28	7	1,71	2	2,13	7	2,56
3	1,30	8	1,72	3	2,15	8	2,58
4	1,32	9	1,74	4	2,17	9	2,59

M.V.	P_H	M.V.	P_H	M.V.	P_H	M.V.	P_H
400	2,61	425	3,04	450	3,46	475	3,89
1	2,63	6	3,05	1	3,48	6	3,90
2	2,64	7	3,07	2	3,50	7	3,92
3	2,66	8	3,09	3	3,51	8	3,94
4	2,68	9	3,10	4	3,53	9	3,96
405	2,70	430	3,12	455	3,55	480	3,97
6	2,71	1	3,14	6	3,56	1	3,99
7	2,73	2	3,16	7	3,58	2	4,01
8	2,75	3	3,17	8	3,60	3	4,02
9	2,76	4	3,19	9	3,61	4	4,04
410	2,78	435	3,21	460	3,63	485	4,06
1	2,80	6	3,22	1	3,65	6	4,07
2	2,81	7	3,24	2	3,67	7	4,09
3	2,83	8	3,26	3	3,68	8	4,11
4	2,85	9	3,27	4	3,70	9	4,13
415	2,87	440	3,29	465	3,72	490	4,14
6	2,88	1	3,31	6	3,73	1	4,16
7	2,90	2	3,33	7	3,75	2	4,18
8	2,92	3	3,34	8	3,77	3	4,19
9	2,93	4	3,36	9	3,79	4	4,21
420	2,95	445	3,38	470	3,80	495	4,23
1	2,97	6	3,39	1	3,82	6	4,25
2	2,98	7	3,41	2	3,84	7	4,26
3	3,00	8	3,43	3	3,85	8	4,28
4	3,02	9	3,44	4	3,87	9	4,30

M.V.	P_H	M.V.	P_H	M.V.	P_H	M.V.	P_H
500	4,31	525	4,74	550	5,17	575	5,59
1	4,33	6	4,76	1	5,18	6	5,61
2	4,35	7	4,77	2	5,20	7	5,63
3	4,36	8	4,79	3	5,22	8	5,64
4	4,38	9	4,81	4	5,23	9	5,66
505	4,40	530	4,82	555	5,25	580	5,68
6	4,42	1	4,84	6	5,27	1	5,69
7	4,43	2	4,86	7	5,28	2	5,71
8	4,45	3	4,88	8	5,30	3	5,73
9	4,47	4	4,89	9	5,32	4	5,74
510	4,48	535	4,91	560	5,34	585	5,76
1	4,50	6	4,93	1	5,35	6	5,78
2	4,52	7	4,94	2	5,37	7	5,80
3	4,53	8	4,96	3	5,39	8	5,81
4	4,55	9	4,98	4	5,40	9	5,83
515	4,57	540	4,99	565	5,42	590	5,85
6	4,59	1	5,01	6	5,44	1	5,86
7	4,60	2	5,03	7	5,45	2	5,88
8	4,62	3	5,05	8	5,47	3	5,90
9	4,64	4	5,06	9	5,49	4	5,91
520	4,65	545	5,08	570	5,51	595	5,93
1	4,67	6	5,10	1	5,52	6	5,95
2	4,69	7	5,11	2	5,54	7	5,97
3	4,71	8	5,13	3	5,56	8	5,98
4	4,72	9	5,15	4	5,57	9	6,00

M.V.	P_H	M.V.	P_H	M.V.	P_H	M.V.	P_H
600	6,02	625	6,44	650	6,87	675	7,30
1	6,03	6	6,46	1	6,89	6	7,31
2	6,05	7	6,48	2	6,90	7	7,33
3	6,07	8	6,49	3	6,92	8	7,35
4	6,09	9	6,51	4	6,94	9	7,36
605	6,10	630	6,53	655	6,96	680	7,38
6	6,12	1	6,55	6	6,97	1	7,40
7	6,14	2	6,56	7	6,99	2	7,41
8	6,15	3	6,58	8	7,01	3	7,43
9	6,17	4	6,60	9	7,02	4	7,45
610	6,19	635	6,61	660	7,04	685	7,47
1	6,20	6	6,63	1	7,06	6	7,48
2	6,22	7	6,65	2	7,07	7	7,50
3	6,24	8	6,66	3	7,09	8	7,52
4	6,26	9	6,68	4	7,11	9	7,53
615	6,27	640	6,70	665	7,12	690	7,55
6	6,29	1	6,72	6	7,14	1	7,57
7	6,31	2	6,73	7	7,16	2	7,58
8	6,32	3	6,75	8	7,18	3	7,60
9	6,34	4	6,77	9	7,19	4	7,62
620	6,36	645	6,78	670	7,21	695	7,64
1	6,37	6	6,80	1	7,23	6	7,65
2	6,39	7	6,82	2	7,24	7	7,67
3	6,41	8	6,83	3	7,26	8	7,69
4	6,43	9	6,85	4	7,28	9	7,70

M. V.	P_H	M. V.	P_H	M. V.	P_H	M. V.	P_H
700	7,72	725	8,15	750	8,57	775	9,00
1	7,74	6	8,16	1	8,59	6	9,02
2	7,75	7	8,18	2	8,61	7	9,03
3	7,77	8	8,20	3	8,62	8	9,05
4	7,79	9	8,21	4	8,64	9	9,07
705	7,81	730	8,23	755	8,66	780	9,08
6	7,82	1	8,25	6	8,67	1	9,10
7	7,84	2	8,27	7	8,69	2	9,12
8	7,86	3	8,28	8	8,71	3	9,13
9	7,87	4	8,30	9	8,73	4	9,15
710	7,89	735	8,32	760	8,74	785	9,17
1	7,91	6	8,33	1	8,76	6	9,19
2	7,93	7	8,35	2	8,78	7	9,20
3	7,94	8	8,37	3	8,79	8	9,22
4	7,96	9	8,39	4	8,81	9	9,24
715	7,98	740	8,40	765	8,83	790	9,25
6	7,99	1	8,42	6	8,84	1	9,27
7	8,01	2	8,44	7	8,86	2	9,29
8	8,03	3	8,45	8	8,88	3	9,30
9	8,04	4	8,47	9	8,90	4	9,32
720	8,06	745	8,49	770	8,91	795	9,34
1	8,08	6	8,50	1	8,93	6	9,36
2	8,10	7	8,52	2	8,95	7	9,37
3	8,11	8	8,54	3	8,96	8	9,39
4	8,13	9	8,56	4	8,98	9	9,41
						800	9,42

24°

M.V.	P_H	M.V.	P_H	M.V.	P_H	M.V.	P_H
300	0,91	325	1,34	350	1,76	375	2,19
1	0,93	6	1,35	1	1,78	6	2,20
2	0,95	7	1,37	2	1,79	7	2,22
3	0,96	8	1,39	3	1,81	8	2,24
4	0,98	9	1,40	4	1,83	9	2,25
305	1,00	330	1,42	355	1,85	380	2,27
6	1,01	1	1,44	6	1,86	1	2,29
7	1,03	2	1,46	7	1,88	2	2,30
8	1,05	3	1,47	8	1,90	3	2,32
9	1,06	4	1,49	9	1,91	4	2,34
310	1,08	335	1,51	360	1,93	385	2,35
1	1,10	6	1,52	1	1,95	6	2,37
2	1,12	7	1,54	2	1,96	7	2,39
3	1,13	8	1,56	3	1,98	8	2,40
4	1,15	9	1,57	4	2,00	9	2,42
315	1,17	340	1,59	365	2,02	390	2,44
6	1,18	1	1,61	6	2,03	1	2,46
7	1,20	2	1,62	7	2,05	2	2,47
8	1,22	3	1,64	8	2,07	3	2,49
9	1,23	4	1,66	9	2,08	4	2,51
320	1,25	345	1,68	370	2,10	395	2,52
1	1,27	6	1,69	1	2,12	6	2,54
2	1,29	7	1,71	2	2,13	7	2,56
3	1,30	8	1,73	3	2,15	8	2,58
4	1,32	9	1,74	4	2,17	9	2,59

M.V.	P_H	M.V.	P_H	M.V.	P_H	M.V.	P_H
400	2,61	425	3,03	450	3,46	475	3,88
1	2,63	6	3,05	1	3,48	6	3,90
2	2,64	7	3,07	2	3,49	7	3,92
3	2,66	8	3,08	3	3,51	8	3,93
4	2,68	9	3,10	4	3,53	9	3,95
405	2,69	430	3,12	455	3,54	480	3,97
6	2,71	1	3,14	6	3,56	1	3,98
7	2,73	2	3,15	7	3,58	2	4,00
8	2,75	3	3,17	8	3,59	3	4,02
9	2,76	4	3,19	9	3,61	4	4,04
410	2,78	435	3,20	460	3,63	485	4,05
1	2,80	6	3,22	1	3,65	6	4,07
2	2,81	7	3,24	2	3,66	7	4,09
3	2,83	8	3,25	3	3,68	8	4,10
4	2,85	9	3,27	4	3,70	9	4,12
415	2,86	440	3,29	465	3,71	490	4,14
6	2,88	1	3,31	6	3,73	1	4,15
7	2,90	2	3,32	7	3,75	2	4,17
8	2,92	3	3,34	8	3,76	3	4,19
9	2,93	4	3,36	9	3,78	4	4,21
420	2,95	445	3,37	470	3,80	495	4,22
1	2,97	6	3,39	1	3,81	6	4,24
2	2,98	7	3,41	2	3,83	7	4,26
3	3,00	8	3,42	3	3,85	8	4,27
4	3,02	9	3,44	4	3,87	9	4,29

M.V.	P_H	M.V.	P_H	M.V.	P_H	M.V.	P_H
500	4,31	525	4,73	550	5,16	575	5,58
1	4,32	6	4,75	1	5,17	6	5,60
2	4,34	7	4,77	2	5,19	7	5,61
3	4,36	8	4,78	3	5,21	8	5,63
4	4,38	9	4,80	4	5,22	9	5,65
505	4,39	530	4,82	555	5,24	580	5,67
6	4,41	1	4,83	6	5,26	1	5,68
7	4,43	2	4,85	7	5,28	2	5,70
8	4,44	3	4,87	8	5,29	3	7,72
9	4,46	4	4,88	9	5,31	4	5,73
510	4,48	535	4,90	560	5,33	585	5,75
1	4,49	6	4,92	1	5,34	6	5,77
2	4,51	7	4,94	2	5,36	7	5,78
3	4,53	8	4,95	3	5,38	8	5,80
4	4,54	9	4,97	4	5,39	9	5,82
515	4,56	540	4,99	565	5,41	590	5,84
6	4,58	1	5,00	6	5,43	1	5,85
7	4,60	2	5,02	7	5,44	2	5,87
8	4,61	3	5,04	8	5,46	3	5,89
9	4,63	4	5,05	9	5,48	4	5,90
520	4,65	545	5,07	570	5,50	595	5,92
1	4,66	6	5,09	1	5,51	6	5,94
2	4,68	7	5,11	2	5,53	7	5,95
3	4,70	8	5,12	3	5,55	8	5,97
4	4,71	9	5,14	4	5,56	9	5,99

M.V.	P_H	M.V.	P_H	M.V.	P_H	M.V.	P_H
600	6,01	625	6,43	650	6,85	675	7,28
1	6,02	6	6,45	1	6,87	6	7,30
2	6,04	7	6,46	2	6,89	7	7,31
3	6,06	8	6,48	3	6,90	8	7,33
4	6,07	9	6,50	4	6,92	9	7,35
605	6,09	630	6,51	655	6,94	680	7,36
6	6,11	1	6,53	6	6,96	1	7,38
7	6,12	2	6,55	7	6,97	2	7,40
8	6,14	3	6,57	8	6,99	3	7,41
9	6,16	4	6,58	9	7,01	4	7,43
610	6,17	635	6,60	660	7,02	685	7,45
1	6,19	6	6,62	1	7,04	6	7,47
2	6,21	7	6,63	2	7,06	7	7,48
3	6,23	8	6,65	3	7,07	8	7,50
4	6,24	9	6,67	4	7,09	9	7,52
615	6,26	640	6,68	665	7,11	690	7,53
6	6,28	1	6,70	6	7,13	1	7,55
7	6,29	2	6,72	7	7,14	2	7,57
8	6,31	3	6,74	8	7,16	3	7,58
9	6,33	4	6,75	9	7,18	4	7,60
620	6,34	645	6,77	670	7,19	695	7,62
1	6,36	6	6,79	1	7,21	6	7,63
2	6,38	7	6,80	2	7,23	7	7,65
3	6,40	8	6,82	3	7,24	8	7,67
4	6,41	9	6,84	4	7,26	9	7,69

24°

M. V.	P_H	M. V.	P_H	M. V.	P_H	M. V.	P_H
700	7,70	725	8,13	750	8,55	775	8,98
1	7,72	6	8,14	1	8,57	6	8,99
2	7,74	7	8,16	2	8,59	7	9,01
3	7,75	8	8,18	3	8,60	8	9,03
4	7,77	9	8,20	4	8,62	9	9,04
705	7,79	730	8,21	755	8,64	780	9,06
6	7,80	1	8,23	6	8,65	1	9,08
7	7,82	2	8,25	7	8,67	2	9,10
8	7,84	3	8,26	8	8,69	3	9,11
9	7,86	4	8,28	9	8,70	4	9,13
710	7,87	735	8,30	760	8,72	785	9,15
1	7,89	6	8,31	1	8,74	6	9,16
2	7,91	7	8,33	2	8,76	7	9,18
3	7,92	8	8,35	3	8,77	8	9,20
4	7,94	9	8,37	4	8,79	9	9,21
715	7,96	740	8,38	765	8,81	790	9,23
6	7,97	1	8,40	6	8,82	1	9,25
7	7,99	2	8,42	7	8,84	2	9,26
8	8,01	3	8,43	8	8,86	3	9,28
9	8,03	4	8,45	9	8,87	4	9,30
720	8,04	745	8,47	770	8,89	795	9,32
1	8,06	6	8,48	1	8,91	6	9,33
2	8,08	7	8,50	2	8,93	7	9,35
3	8,09	8	8,52	3	8,94	8	9,37
4	8,11	9	8,53	4	8,96	9	9,38
						800	9,40

M. V.	P_H	M. V.	P_H	M. V.	P_H	M. V.	P_H
300	0,92	325	1,34	350	1,76	375	2,19
1	0,93	6	1,36	1	1,78	6	2,20
2	0,95	7	1,37	2	1,80	7	2,22
3	0,97	8	1,39	3	1,81	8	2,24
4	0,98	9	1,41	4	1,83	9	2,25
305	1,00	330	1,42	355	1,85	380	2,27
6	1,02	1	1,44	6	1,86	1	2,29
7	1,04	2	1,46	7	1,88	2	2,30
8	1,05	3	1,48	8	1,90	3	2,32
9	1,07	4	1,49	9	1,92	4	2,34
310	1,09	335	1,51	360	1,93	385	2,36
1	1,10	6	1,53	1	1,95	6	2,37
2	1,12	7	1,54	2	1,97	7	2,39
3	1,14	8	1,56	3	1,98	8	2,41
4	1,15	9	1,58	4	2,00	9	2,42
315	1,17	340	1,59	365	2,02	390	2,44
6	1,19	1	1,61	6	2,03	1	2,46
7	1,20	2	1,63	7	2,05	2	2,47
8	1,22	3	1,64	8	2,07	3	2,49
9	1,24	4	1,66	9	2,08	4	2,51
320	1,26	345	1,68	370	2,10	395	2,52
1	1,27	6	1,69	1	2,12	6	2,54
2	1,29	7	1,71	2	2,14	7	2,56
3	1,31	8	1,73	3	2,15	8	2,58
4	1,32	9	1,75	4	2,17	9	2,59

M.V.	P_H	M.V.	P_H	M.V.	P_H	M.V.	P_H
400	2,61	425	3,03	450	3,46	475	3,88
1	2,63	6	3,05	1	3,47	6	3,90
2	2,64	7	3,07	2	3,49	7	3,91
3	2,66	8	3,08	3	3,51	8	3,93
4	2,68	9	3,10	4	3,52	9	3,95
405	2,69	430	3,11	455	3,54	480	3,96
6	2,71	1	3,13	6	3,56	1	3,98
7	2,73	2	3,15	7	3,57	2	4,00
8	2,74	3	3,17	8	3,59	3	4,01
9	2,76	4	3,18	9	3,61	4	4,03
410	2,78	435	3,20	460	3,62	485	4,05
1	2,80	6	3,22	1	3,64	6	4,06
2	2,81	7	3,24	2	3,66	7	4,08
3	2,83	8	3,25	3	3,68	8	4,10
4	2,85	9	3,27	4	3,69	9	4,12
415	2,86	440	3,29	465	3,71	490	4,13
6	2,88	1	3,30	6	3,73	1	4,15
7	2,90	2	3,32	7	3,74	2	4,17
8	2,91	3	3,34	8	3,76	3	4,18
9	2,93	4	3,35	9	3,78	4	4,20
420	2,95	445	3,37	470	3,79	495	4,22
1	2,96	6	3,39	1	3,81	6	4,23
2	2,98	7	3,40	2	2,83	7	4,25
3	3,00	8	3,42	3	3,84	8	4,27
4	3,02	9	3,44	4	3,86	9	4,28

M.V.	P_H	M.V.	P_H	M.V.	P_H	M.V.	P_H
500	4,30	525	4,72	550	5,15	575	5,57
1	4,32	6	4,74	1	5,16	6	5,59
2	4,34	7	4,76	2	5,18	7	5,60
3	4,35	8	4,77	3	5,20	8	5,62
4	4,37	9	4,79	4	5,21	9	5,64
505	4,39	530	4,81	555	5,23	580	5,65
6	4,40	1	4,83	6	5,25	1	5,67
7	4,42	2	4,84	7	5,27	2	5,69
8	4,44	3	4,86	8	5,28	3	5,71
9	4,45	4	4,88	9	5,30	4	5,72
510	4,47	535	4,89	560	5,32	585	5,74
1	4,49	6	4,91	1	5,33	6	5,76
2	4,50	7	4,93	2	5,35	7	5,77
3	4,52	8	4,94	3	5,37	8	5,79
4	4,54	9	4,96	4	5,38	9	5,81
515	4,55	540	4,98	565	5,40	590	5,82
6	4,57	1	4,99	6	5,42	1	5,84
7	4,59	2	5,01	7	5,43	2	5,86
8	4,61	3	5,03	8	5,45	3	5,87
9	4,62	4	5,05	9	5,47	4	5,89
520	4,64	545	5,06	570	5,49	595	5,91
1	4,66	6	5,08	1	5,50	6	5,93
2	4,67	7	5,10	2	5,52	7	5,94
3	4,69	8	5,11	3	5,54	8	5,96
4	4,71	9	5,13	4	5,55	9	5,98

M.V.	P_H	M.V.	P_H	M.V.	P_H	M.V.	P_H
600	5,99	625	6,42	650	6,84	675	7,26
1	6,01	6	6,43	1	6,86	6	7,28
2	6,03	7	6,45	2	6,87	7	7,30
3	6,04	8	6,47	3	6,89	8	7,31
4	6,06	9	6,48	4	6,91	9	7,33
605	6,08	630	6,50	655	6,92	680	7,35
6	6,09	1	6,52	6	6,94	1	7,36
7	6,11	2	6,54	7	6,96	2	7,38
8	6,13	3	6,55	8	6,97	3	7,40
9	6,15	4	6,57	9	6,99	4	7,41
610	6,16	635	6,59	660	7,01	685	7,43
1	6,18	6	6,60	1	7,03	6	7,45
2	6,20	7	6,62	2	7,04	7	7,47
3	6,21	8	6,64	3	7,06	8	7,48
4	6,23	9	6,65	4	7,08	9	7,50
615	6,25	640	6,67	665	7,09	690	7,52
6	6,26	1	6,69	6	7,11	1	7,53
7	6,28	2	6,70	7	7,13	2	7,55
8	6,30	3	6,72	8	7,14	3	7,57
9	6,31	4	6,74	9	7,16	4	7,58
620	6,33	645	6,75	670	7,18	695	7,60
1	6,35	6	6,77	1	7,19	6	7,62
2	6,37	7	6,79	2	7,21	7	7,63
3	6,38	8	6,81	3	7,23	8	7,65
4	6,40	9	6,82	4	7,25	9	7,67

M.V.	P_H	M.V.	P_H	M.V.	P_H	M.V.	P_H
700	7,69	725	8,11	750	8,53	775	8,95
1	7,70	6	8,13	1	8;55	6	8,97
2	7,72	7	8,14	2	8,57	7	8,99
3	7,74	8	8,16	3	8,58	8	9,01
4	7,75	9	8,18	4	8,60	9	9,02
705	7,77	730	8,19	755	8,62	780	9,04
6	7,79	1	8,21	6	8,63	1	9,06
7	7,80	2	8,23	7	8,65	2	9,07
8	7,82	3	8,24	8	8,67	3	9,09
9	7,84	4	8,26	9	8,68	4	9,11
710	7,85	735	8,28	760	8,70	785	9,12
1	7,87	6	8,29	1	8,72	6	9,14
2	7,89	7	8,31	2	8,73	7	9,16
3	7,91	8	8,33	3	8,75	8	9,17
4	7,92	9	8,35	4	8,77	9	9,19
715	7,94	740	8,36	765	8,79	790	9,21
6	7,96	1	8,38	6	8,80	1	9,23
7	7,97	2	8,40	7	8,82	2	9,24
8	7,99	3	8,41	8	8,84	3	9,26
9	8,01	4	8,43	9	8,85	4	9,28
720	8,02	745	8,45	770	8,87	795	9,29
1	8,04	6	8,46	1	8,89	6	9,31
2	8,06	7	8,48	2	8,90	7	9,33
3	8,07	8	8,50	3	8,92	8	9,34
4	8,09	9	8,51	4	8,94	9	9,36
						800	9,38

M.V.	P_H	M.V.	P_H	M.V.	P_H	M.V.	P_H
300	0,92	325	1,34	350	1,77	375	2,19
1	0,94	6	1,36	1	1,78	6	2,20
2	0,96	7	1,38	2	1,80	7	2,22
3	7,97	8	1,39	3	1,82	8	2,24
4	0,99	9	1,41	4	1,83	9	2,25
305	1,01	330	1,43	355	1,85	380	2,27
6	1,02	1	1,45	6	1,87	1	2,29
7	1,04	2	1,46	7	1,88	2	2,31
8	1,06	3	1,48	8	1,90	3	2,32
9	1,07	4	1,50	9	1,92	4	2,34
310	1,09	335	1,51	360	1,93	385	2,36
1	1,11	6	1,53	1	1,95	6	2,37
2	1,12	7	1,54	2	1,97	7	2,39
3	1,14	8	1,56	3	1,98	8	2,41
4	1,16	9	1,58	4	2,00	9	2,42
315	1,18	340	1,60	365	2,02	390	2,44
6	1,19	1	1,61	6	2,04	1	2,46
7	1,21	2	1,63	7	2,05	2	2,47
8	1,23	3	1,65	8	2,07	3	2,49
9	1,24	4	1,66	9	2,09	4	2,51
320	1,26	345	1,68	370	2,10	395	2,52
1	1,28	6	1,70	1	2,12	6	2,54
2	1,29	7	1,72	2	2,14	7	2,56
3	1,31	8	1,73	3	2,15	8	2,58
4	1,33	9	1,75	4	2,17	9	2,59

M. V.	P_H	M. V.	P_H	M. V.	P_H	M. V.	P_H
400	2,61	425	3,03	450	3,45	475	3,87
1	2,63	6	3,05	1	3,47	6	3,89
2	2,64	7	3,06	2	3,49	7	3,91
3	2,66	8	3,08	3	3,50	8	3,92
4	2,68	9	3,10	4	3,52	9	3,94
405	2,69	430	3,11	455	3,54	480	3,96
6	2,71	1	3,13	6	3,55	1	3,97
7	2,73	2	3,15	7	3,57	2	3,99
8	2,74	3	3,17	8	3,59	3	4,01
9	2,76	4	3,18	9	3,60	4	4,03
410	2,78	435	3,20	460	3,62	485	4,04
1	2,79	6	3,22	1	3,64	6	4,06
2	2,81	7	3,23	2	3,65	7	4,08
3	2,83	8	3,25	3	3,67	8	4,09
4	2,84	9	3,27	4	3,69	9	4,11
415	2,86	440	3,28	465	3,70	490	4,13
6	2,88	1	3,30	6	3,72	1	4,14
7	2,90	2	3,32	7	3,74	2	4,16
8	2,91	3	3,33	8	3,76	3	4,18
9	2,93	4	3,35	9	3,77	4	4,19
420	2,95	445	3,37	470	3,79	495	4,21
1	2,96	6	3,38	1	3,81	6	4,23
2	2,98	7	3,40	2	3,82	7	4,24
3	3,00	8	3,42	3	3,84	8	4,26
4	3,01	9	3,44	4	3,86	9	4,28

M.V.	P$_H$	M.V.	P$_H$	M.V.	P$_H$	M.V.	P$_H$
500	4,30	525	4,72	550	5,14	575	5,56
1	4,31	6	4,73	1	5,16	6	5,58
2	4,33	7	4,75	2	5,17	7	5,59
3	4,35	8	4,77	3	5,19	8	5,61
4	4,36	9	4,78	4	5,21	9	5,63
505	4,38	530	4,80	555	5,22	580	5,64
6	4,40	1	4,81	6	5,24	1	5,66
7	4,41	2	4,83	7	5,26	2	5,68
8	4,43	3	4,85	8	5,27	3	5,69
9	4,45	4	4,87	9	5,29	4	5,71
510	4,46	535	4,89	560	5,31	585	5,73
1	4,48	6	4,90	1	5,32	6	5,75
2	4,50	7	4,92	2	5,34	7	5,76
3	4,51	8	4,94	3	5,36	8	5,78
4	4,53	9	4,95	4	5,37	9	5,80
515	4,55	540	4,97	565	5,39	590	5,81
6	4,56	1	4,99	6	5,41	1	5,83
7	4,58	2	5,00	7	5,42	2	5,85
8	4,60	3	5,02	8	5,44	3	5,86
9	4,62	4	5,04	9	5,46	4	5,88
520	4,63	545	5,05	570	5,48	595	5,90
1	4,65	6	5,07	1	5,49	6	5,91
2	4,67	7	5,09	2	5,51	7	5,93
3	4,68	8	5,10	3	5,53	8	5,95
4	4,70	9	5,12	4	5,54	9	5,96

M.V.	P_H	M.V.	P_H	M.V.	P_H	M.V.	P_H
600	5,98	625	6,40	650	6,82	675	7,25
1	6,00	6	6,42	1	6,84	6	7,26
2	6,02	7	6,44	2	6,86	7	7,28
3	6,03	8	6,45	3	6,88	8	7,30
4	6,05	9	6,47	4	6,89	9	7,31
605	6,07	630	6,49	655	6,91	680	7,33
6	6,08	1	6,50	6	6,93	1	7,35
7	6,10	2	6,52	7	6,94	2	7,36
8	6,12	3	6,54	8	6,96	3	7,38
9	6,13	4	6,55	9	6,98	4	7,40
610	6,15	635	6,57	660	6,99	685	7,41
1	6,17	6	6,59	1	7,01	6	7,43
2	6,18	7	6,61	2	7,03	7	7,45
3	6,20	8	6,62	3	7,04	8	7,47
4	6,22	9	6,64	4	7,06	9	7,48
615	6,23	640	6,66	665	7,08	690	7,50
6	6,25	1	6,67	6	7,09	1	7,52
7	6,27	2	6,69	7	7,11	2	7,53
8	6,28	3	6,71	8	7,13	3	7,55
9	6,30	4	6,72	9	7,15	4	7,57
620	6,32	645	6,74	670	7,16	695	7,58
1	6,34	6	6,76	1	7,18	6	7,60
2	6,35	7	6,77	2	7,20	7	7,62
3	6,37	8	6,79	3	7,21	8	7,63
4	6,39	9	6,81	4	7,23	9	7,65

M. V.	P_H	M. V.	P_H	M. V.	P_H	M. V.	P_H
700	7,67	725	8,09	750	8,51	775	8,93
1	7,68	6	8,11	1	8,53	6	8,95
2	7,70	7	8,12	2	8,54	7	8,97
3	7,72	8	8,14	3	8,56	8	8,98
4	7,74	9	8,16	4	8,58	9	9,00
705	7,75	730	8,17	755	8,60	780	9,02
6	7,77	1	8,19	6	8,61	1	9,03
7	7,79	2	8,21	7	8,63	2	9,05
8	7,80	3	8,22	8	8,65	3	9,07
9	7,82	4	8,24	9	8,66	4	9,08
710	7,84	735	8,26	760	8,68	785	9,10
1	7,85	6	8,27	1	8,70	6	9,12
2	7,87	7	8,29	2	8,71	7	9,13
3	7,89	8	8,31	3	8,73	8	9,15
4	7,90	9	8,33	4	8,75	9	9,17
715	7,92	740	8,34	765	8,76	790	9,19
6	7,94	1	8,36	6	8,78	1	9,20
7	7,95	2	8,38	7	8,80	2	9,22
8	7,97	3	8,39	8	8,81	3	9,24
9	7,99	4	8,41	9	8,83	4	9,25
720	8,01	745	8,43	770	8,85	795	9,27
1	8,02	6	8,44	1	8,87	6	9,29
2	8,04	7	8,46	2	8,88	7	9,30
3	8,06	8	8,48	3	8,90	8	9,32
4	8,07	9	8,49	4	8,92	9	9,34
						800	9,35

M.V.	P_H	M.V.	P_H	M.V.	P_H	M.V.	P_H
300	0,93	325	1,35	350	1,77	375	2,19
1	0,95	6	1,37	1	1,79	6	2,21
2	0,97	7	1,39	2	1,81	7	2,23
3	0,98	8	1,41	3	1,83	8	2,25
4	1,00	9	1,42	4	1,84	9	2,26
305	1,02	330	1,44	355	1,86	380	2,28
6	1,04	1	1,46	6	1,88	1	2,30
7	1,05	2	1,47	7	1,89	2	2,31
8	1,07	3	1,49	8	1,91	3	2,33
9	1,09	4	1,51	9	1,93	4	2,35
310	1,10	335	1,52	360	1,94	385	2,36
1	1,12	6	1,54	1	1,96	6	2,38
2	1,14	7	1,56	2	1,98	7	2,40
3	1,15	8	1,57	3	1,99	8	2,41
4	1,17	9	1,59	4	2,01	9	2,43
315	1,19	340	1,61	365	2,03	390	2,45
6	1,20	1	1,62	6	2,04	1	2,46
7	1,22	2	1,64	7	2,06	2	2,48
8	1,24	3	1,66	8	2,08	3	2,50
9	1,25	4	1,67	9	2,09	4	2,51
320	1,27	345	1,69	370	2,11	395	2,53
1	1,29	6	1,71	1	2,13	6	2,55
2	1,30	7	1,72	2	2,14	7	2,56
3	1,32	8	1,74	3	2,16	8	2,58
4	1,34	9	1,76	4	2,18	9	2,60

M.V.	P_H	M.V.	P_H	M.V.	P_H	M.V.	P_H
400	2,62	425	3,04	450	3,46	475	3,88
1	2,63	6	3,05	1	3,47	6	3,89
2	2,65	7	3,07	2	3,49	7	3,91
3	2,67	8	3,09	3	3,51	8	3,93
4	2,68	9	3,10	4	3,52	9	3,94
405	2,70	430	3,12	455	3,54	480	3,96
6	2,72	1	3,14	6	3,56	1	3,98
7	2,73	2	3,15	7	3,57	2	3,99
8	2,75	3	3,17	8	3,59	3	4,01
9	2,77	4	3,19	9	3,61	4	4,03
410	2,78	435	3,20	460	3,62	485	4,04
1	2,80	6	3,22	1	3,64	6	4,06
2	2,82	7	3,24	2	3,66	7	4,08
3	2,83	8	3,25	3	3,67	8	4,09
4	2,85	9	3,27	4	3,69	9	4,11
415	2,87	440	3,29	465	3,71	490	4,13
6	2,88	1	3,30	6	3,72	1	4,14
7	2,90	2	3,32	7	3,74	2	4,16
8	2,92	3	3,34	8	3,76	3	4,18
9	2,93	4	3,35	9	3,78	4	4,19
420	2,95	445	3,37	470	3,79	495	4,21
1	2,97	6	3,39	1	3,81	6	4,23
2	2,98	7	3,41	2	3,83	7	4,25
3	3,00	8	3,42	3	3,84	8	4,26
4	3,02	9	3,44	4	3,86	9	4,28

M. V.	P_H	M. V.	P_H	M. V.	P_H	M. V.	P_H
500	4,30	525	4,72	550	5,14	575	5,56
1	4,31	6	4,73	1	5,15	6	5,57
2	4,33	7	4,75	2	5,17	7	5,59
3	4,35	8	4,77	3	5,19	8	5,61
4	4,36	9	4,78	4	5,20	9	5,62
505	4,38	530	4,80	555	5,22	580	5,64
6	4,40	1	4,82	6	5,24	1	5,66
7	4,41	2	4,83	7	5,25	2	5,67
8	4,43	3	4,85	8	5,27	3	5,69
9	4,45	4	4,87	9	5,29	4	5,71
510	4,46	535	4,88	560	5,30	585	5,72
1	4,48	6	4,90	1	5,32	6	5,74
2	4,50	7	4,92	2	5,34	7	5,76
3	4,51	8	4,93	3	5,35	8	5,77
4	4,53	9	4,95	4	5,37	9	5,79
515	4,55	540	4,97	565	5,39	590	5,81
6	4,56	1	4,98	6	5,41	1	5,83
7	4,58	2	5,00	7	5,42	2	5,84
8	4,60	3	5,02	8	5,44	3	5,86
9	4,62	4	5,03	9	5,46	4	5,88
520	4,63	545	5,05	570	5,47	595	5,89
1	4,65	6	5,07	1	5,49	6	5,91
2	4,67	7	5,09	2	5,51	7	5,93
3	4,68	8	5,10	3	5,52	8	5,94
4	4,70	9	5,12	4	5,54	9	5,96

27°

M. V.	P_H	M. V.	P_H	M. V.	P_H	M. V.	P_H
600	5,98	625	6,40	650	6,82	675	7,24
1	5,99	6	6,41	1	6,83	6	7,25
2	6,01	7	6,43	2	6,85	7	7,27
3	6,03	8	6,45	3	6,87	8	7,29
4	6,04	9	6,47	4	6,88	9	7,30
605	6,06	630	6,48	655	6,90	680	7,32
6	6,08	1	6,50	6	6,92	1	7,34
7	6,09	2	6,51	7	6,93	2	7,35
8	6,11	3	6,53	8	6,95	3	7,37
9	6,13	4	6,55	9	6,97	4	7,39
610	6,14	635	6,56	660	6,98	685	7,41
1	6,16	6	6,58	1	7,00	6	7,42
2	6,18	7	6,60	2	7,02	7	7,44
3	6,19	8	6,62	3	7,04	8	7,46
4	6,21	9	6,63	4	7,05	9	7,47
615	6,23	640	6,65	665	7,07	690	7,49
6	6,25	1	6,67	6	7,09	1	7,51
7	6,26	2	6,68	7	7,10	2	7,52
8	6,28	3	6,70	8	7,12	3	7,54
9	6,29	4	6,72	9	7,14	4	7,56
620	6,31	645	6,73	670	7,15	695	7,57
1	6,33	6	6,75	1	7,17	6	7,59
2	6,35	7	6,77	2	7,19	7	7,61
3	6,36	8	6,78	3	7,20	8	7,62
4	6,38	9	6,80	4	7,22	9	7,64

M. V.	P_H	M. V.	P_H	M. V.	P_H	M. V.	P_H
700	7,66	725	8,08	750	8,50	775	8,92
1	7,67	6	8,09	1	8,51	6	8,93
2	7,69	7	8,11	2	8,53	7	8,95
3	7,71	8	8,13	3	8,55	8	8,97
4	7,72	9	8,14	4	8,56	9	8,98
705	7,74	730	8,16	755	8,58	780	9,00
6	7,76	1	8,18	6	8,60	1	9,02
7	7,77	2	8,19	7	8,62	2	9,04
8	7,79	3	8,21	8	8,63	3	9,05
9	7,81	4	8,23	9	8,65	4	9,07
710	7,83	735	8,25	760	8,67	785	9,09
1	7,84	6	8,26	1	8,68	6	9,10
2	7,86	7	8,28	2	8,70	7	9,12
3	7,88	8	8,30	3	8,72	8	9,14
4	7,89	9	8,31	4	8,73	9	9,15
715	7,91	740	8,33	765	8,75	790	9,17
6	7,93	1	8,35	6	8,77	1	9,19
7	7,94	2	8,36	7	8,78	2	9,20
8	7,96	3	8,38	8	8,80	3	9,22
9	7,98	4	8,40	9	8,82	4	9,24
720	7,99	745	8,41	770	8,83	795	9,25
1	8,00	6	8,43	1	8,85	6	9,27
2	8,02	7	8,45	2	8,87	7	9,29
3	8,04	8	8,46	3	8,88	8	9,30
4	8,06	9	8,48	4	8,90	9	9,32
						800	9,34

M. V.	P_H	M. V.	P_H	M. V.	P_H	M. V.	P_H
300	1,05	325	1,46	350	1,86	375	2,27
1	1,07	6	1,47	1	1,88	6	2,28
2	1,08	7	1,49	2	1,89	7	2,30
3	1,10	8	1,50	3	1,91	8	2,32
4	1,11	9	1,52	4	1,93	9	2,33
305	1,13	330	1,54	355	1,94	380	2,35
6	1,15	1	1,55	6	1,96	1	2,37
7	1,16	2	1,57	7	1,98	2	2,38
8	1,18	3	1,59	8	1,99	3	2,40
9	1,20	4	1,60	9	2,01	4	2,41
310	1,21	335	1,62	360	2,02	385	2,43
1	1,23	6	1,63	1	2,04	6	2,45
2	1,24	7	1,65	2	2,06	7	2,46
3	1,26	8	1,67	3	2,07	8	2,48
4	1,28	9	1,68	4	2,09	9	2,50
315	1,29	340	1,70	365	2,11	390	2,51
6	1,31	1	1,72	6	2,12	1	2,53
7	1,33	2	1,73	7	2,14	2	2,54
8	1,34	3	1,75	8	2,15	3	2,56
9	1,36	4	1,76	9	2,17	4	2,58
320	1,37	345	1,78	370	2,19	395	2,59
1	1,39	6	1,80	1	2,20	6	2,61
2	1,41	7	1,81	2	2,22	7	2,63
3	1,42	8	1,83	3	2,24	8	2,64
4	1,44	9	1,85	4	2,25	9	2,66

M.V.	P_H	M.V.	P_H	M.V.	P_H	M.V.	P_H
400	2,67	425	3,08	450	3,49	475	3,89
1	2,69	6	3,10	1	3,50	6	3,91
2	2,71	7	3,11	2	3,52	7	3,93
3	2,72	8	3,13	3	3,54	8	3,94
4	2,74	9	3,15	4	3,55	9	3,96
405	2,76	430	3,16	455	3,57	480	3,98
6	2,77	1	3,18	6	3,59	1	3,99
7	2,78	2	3,20	7	3,60	2	4,01
8	2,80	3	3,21	8	3,62	3	4,02
9	2,82	4	3,23	9	3,63	4	4,04
410	2,84	435	3,24	460	3,65	485	4,06
1	2,85	6	3,26	1	3,67	6	4,07
2	2,87	7	3,28	2	3,68	7	4,09
3	2,89	8	3,29	3	3,70	8	4,11
4	2,90	9	3,31	4	3,72	9	4,12
415	2,92	440	3,33	465	3,73	490	4,14
6	2,93	1	3,34	6	3,75	1	4,15
7	2,95	2	3,36	7	3,76	2	4,17
8	2,97	3	3,37	8	3,78	3	4,19
9	2,98	4	3,39	9	3,80	4	4,20
420	3,00	445	3,41	470	3,81	495	4,22
1	3,02	6	3,42	1	3,83	6	4,24
2	3,03	7	3,44	2	3,85	7	4,25
3	3,05	8	3,46	3	3,86	8	4,27
4	3,07	9	3,47	4	3,88	9	4,28

M.V.	P_H	M.V.	P_H	M.V.	P_H	M.V.	P_H
500	4,30	525	4,71	550	5,11	575	5,52
1	4,32	6	4,72	1	5,13	6	5,54
2	4,33	7	4,74	2	5,15	7	5,55
3	4,35	8	4,76	3	5,16	8	5,57
4	4,37	9	4,77	4	5,18	9	5,59
505	4,38	530	4,79	555	5,20	580	5,60
6	4,40	1	4,80	6	5,21	1	5,62
7	4,41	2	4,82	7	5,23	2	5,63
8	4,43	3	4,84	8	5,24	3	5,65
9	4,45	4	4,85	9	5,26	4	5,67
510	4,46	535	4,87	560	5,28	585	5,68
1	4,48	6	4,89	1	5,29	6	5,70
2	4,50	7	4,90	2	5,31	7	5,72
3	4,51	8	4,92	3	5,33	8	5,73
4	4,53	9	4,93	4	5,34	9	5,75
515	**4,54**	540	4,95	565	5,36	590	5,76
6	4,56	1	4,97	6	5,37	1	5,78
7	4,58	2	4,98	7	5,39	2	5,80
8	4,59	3	5,00	8	5,41	3	5,81
9	4,61	4	5,02	9	5,42	4	5,83
520	4,63	545	5,03	570	5,44	595	5,85
1	4,64	6	5,05	1	5,46	6	5,86
2	4,66	7	5,07	2	5,47	7	5,88
3	4,67	8	5,08	3	5,49	8	5,89
4	4,69	9	5,10	4	5,50	9	5,91

M. V.	P_H	M. V.	P_H	M. V.	P_H	M. V.	P_H
600	5,93	625	6,33	650	6,74	675	7,15
1	5,94	6	6,35	1	6,76	6	7,16
2	5,96	7	6,37	2	6,77	7	7,18
3	5,98	8	6,38	3	6,79	8	7,20
4	5,99	9	6,40	4	6,80	9	7,21
605	6,01	630	6,41	655	6,82	680	7,23
6	6,02	1	6,43	6	6,84	1	7,24
7	6,04	2	6,45	7	6,85	2	7,26
8	6,06	3	6,46	8	6,87	3	7,28
9	6,07	4	6,48	9	6,89	4	7,29
610	6,09	635	6,50	660	6,90	685	7,31
1	6,11	6	6,51	1	6,92	6	7,33
2	6,12	7	6,53	2	6,93	7	7,34
3	6,14	8	6,54	3	6,95	8	7,36
4	6,15	9	6,56	4	6,97	9	7,37
615	6,17	640	6,58	665	6,98	690	7,39
6	6,19	1	6,59	6	7,00	1	7,41
7	6,20	2	6,61	7	7,02	2	7,42
8	6,22	3	6,63	8	7,03	3	7,44
9	6,24	4	6,64	9	7,05	4	7,46
620	6,25	645	6,66	670	7,07	695	7,47
1	6,27	6	6,67	1	7,08	6	7,49
2	6,28	7	6,69	2	7,10	7	7,50
3	6,30	8	6,71	3	7,11	8	7,52
4	6,32	9	6,72	4	7,13	9	7,54

37º

M.V.	P_H	M.V.	P_H	M.V.	P_H	M.V.	P_H
700	7,55	725	7,96	750	8,37	775	8,77
1	7,57	6	7,98	1	8,38	6	8,79
2	7,59	7	7,99	2	8,40	7	8,80
3	7,60	8	8,01	3	8,41	8	8,82
4	7,62	9	8,02	4	8,43	9	8,84
705	7,63	730	8,04	755	8,45	780	8,85
6	7,65	1	8,06	6	8,46	1	8,87
7	7,67	2	8,07	7	8,48	2	8,89
8	7,68	3	8,09	8	8,50	3	8,90
9	7,70	4	8,11	9	8,51	4	8,92
710	7,72	735	8,12	760	8,53	785	8,93
1	7,73	6	8,14	1	8,54	6	8,95
2	7,75	7	8,15	2	8,56	7	8,97
3	7,76	8	8,17	3	8,58	8	8,98
4	7,78	9	8,19	4	8,59	9	9,00
715	7,80	740	8,20	765	8,61	790	9,02
6	7,81	1	8,22	6	8,63	1	9,03
7	7,83	2	8,24	7·	8,64	2	9,05
8	7,85	3	8,25	8	8,66	3	9,07
9	7,86	4	8,27	9	8,67	4	9,08
720	7,88	745	8,28	770	8,69	795	9,10
1	7,89	6	8,30	1	8,71	6	9,11
2	7,91	7	8,32	2	8,72	7	9,13
3	7,93	8	8,33	3	8,74	8	9,15
4	7,94	9	8,35	4	8,76	9	9,16
						800	9,18

M.V.	P$_H$	M.V.	P$_H$	M.V.	P$_H$	M.V.	P$_H$
300	1,13	325	1,54	350	1,95	375	2,35
1	1,15	6	1,56	1	1,96	6	2,37
2	1,17	7	1,57	2	1,98	7	2,39
3	1,19	8	1,59	3	2,00	8	2,40
4	1,20	9	1,61	4	2,01	9	2,42
305	1,22	330	1,62	355	2,03	380	2,44
6	1,23	1	1,64	6	2,05	1	2,45
7	1,25	2	1,66	7	2,06	2	2,47
8	1,27	3	1,67	8	2,08	3	2,48
9	1,28	4	1,69	9	2,09	4	2,50
310	1,30	335	1,70	360	2,11	385	2,52
1	1,31	6	1,72	1	2,13	6	2,53
2	1,33	7	1,74	2	2,15	7	2,55
3	1,35	8	1,75	3	2,17	8	2,56
4	1,36	9	1,77	4	2,18	9	2,58
315	1,38	340	1,79	365	2,19	390	2,60
6	1,40	1	1,80	6	2,21	1	2,61
7	1,41	2	1,82	7	2,22	2	2,63
8	1,43	3	1,83	8	2,24	3	2,65
9	1,44	4	1,85	9	2,26	4	2,66
320	1,46	345	1,87	370	2,27	395	2,68
1	1,48	6	1,88	1	2,29	6	2,69
2	1,50	7	1,90	2	2,31	7	2,71
3	1,51	8	1,91	3	2,32	8	2,73
4	1,53	9	1,93	4	2,34	9	2,74

M. V.	P_H	M. V.	P_H	M. V.	P_H	M. V.	P_H
400	2,76	425	3,17	450	3,57	475	3,98
1	2,78	6	3,18	1	3,59	6	3,99
2	2,79	7	3,20	2	3,60	7	4,01
3	2,81	8	3,21	3	3,62	8	4,03
4	2,82	9	3,23	4	3,64	9	4,04
405	2,84	430	3,25	455	3,65	480	4,06
6	2,86	1	3,26	6	3,67	1	4,07
7	2,87	2	3,28	7	3,69	2	4,09
8	2,89	3	3,30	8	3,70	3	4,11
9	2,91	4	3,31	9	3,72	4	4,12
410	2,92	435	3,33	460	3,73	485	4,14
1	2,94	6	3,34	1	3,75	6	4,16
2	2,95	7	3,36	2	3,77	7	4,17
3	2,97	8	3,38	3	3,78	8	4,19
4	2,99	9	3,39	4	3,80	9	4,20
415	3,00	440	3,41	465	3,81	490	4,22
6	3,02	1	3,43	6	3,83	1	4,24
7	3,04	2	3,44	7	3,85	2	4,25
8	3,05	3	3,46	8	3,87	3	4,27
9	3,07	4	3,47	9	3,88	4	4,29
420	3,08	445	3,49	470	3,90	495	4,30
1	3,10	6	3,51	1	3,91	6	4,32
2	3,12	7	3,52	2	3,93	7	4,33
3	3,13	8	3,54	3	3,94	8	4,35
4	3,15	9	3,56	4	3,96	9	4,37

M.V.	P_H	M.V.	P_H	M.V.	P_H	M.V.	P_H
500	4,38	525	4,79	550	5,19	575	5,60
1	4,40	6	4,81	1	5,21	6	5,62
2	4,42	7	4,82	2	5,23	7	5,63
3	4,43	8	4,84	3	5,24	8	5,65
4	4,45	9	4,85	4	5,26	9	5,67
505	4,46	530	4,87	555	5,28	580	5,68
6	4,48	1	4,89	6	5,29	1	5,70
7	4,50	2	4,90	7	5,31	2	5,71
8	4,51	3	4,92	8	5,32	3	5,73
9	4,53	4	4,94	9	5,34	4	5,75
510	4,55	535	4,95	560	5,36	585	5,76
1	4,56	6	4,97	1	5,37	6	5,78
2	4,58	7	4,98	2	5,39	7	5,80
3	4,59	8	5,00	3	5,41	8	5,81
4	4,61	9	5,02	4	5,42	9	5,83
515	4,63	540	5,03	565	5,44	590	5,84
6	4,64	1	5,05	6	5,45	1	5,86
7	4,66	2	5,06	7	5,47	2	5,88
8	4,68	3	5,08	8	5,49	3	5,89
9	4,69	4	5,10	9	5,50	4	5,91
520	4,71	545	5,11	570	5,52	595	5,93
1	4,72	6	5,13	1	5,54	6	5,94
2	4,74	7	5,15	2	5,55	7	5,96
3	4,76	8	5,16	3	5,57	8	5,97
4	4,77	9	5,18	4	5,58	9	5,99

M.V.	P$_H$	M.V.	P$_H$	M.V.	P$_H$	M.V.	P$_H$
600	6,01	625	6,41	650	6,82	675	7,22
1	6,02	6	6,43	1	6,83	6	7,24
2	6,04	7	6,44	2	6,85	7	7,26
3	6,06	8	6,46	3	6,87	8	7,27
4	6,07	9	6,48	4	6,88	9	7,29
605	6,09	630	6,49	655	6,90	680	7,31
6	6,10	1	6,51	6	6,92	1	7,32
7	6,12	2	6,53	7	6,93	2	7,34
8	6,14	3	6,54	8	6,95	3	7,35
9	6,15	4	6,56	9	6,96	4	7,37
610	6,17	635	6,57	660	6,98	685	7,39
1	6,19	6	6,59	1	7,00	6	7,40
2	6,20	7	6,61	2	7,01	7	7,42
3	6,22	8	6,62	3	7,03	8	7,44
4	6,23	9	6,64	4	7,05	9	7,45
615	6,25	640	6,66	665	7,06	690	7,47
6	6,27	1	6,67	6	7,08	1	7,48
7	6,28	2	6,69	7	7,09	2	7,50
8	6,30	3	6,70	8	7,11	3	7,52
9	6,31	4	6,72	9	7,13	4	7,53
620	6,33	645	6,74	670	7,14	695	7,55
1	6,35	6	6,75	1	7,16	6	7,56
2	6,36	7	6,77	2	7,18	7	7,58
3	6,38	8	6,79	3	7,19	8	7,60
4	6,40	9	6,80	4	7,21	9	7,61

M.V.	P_H	M.V.	P_H	M.V.	P_H	M.V.	P_H
700	7,63	725	8,04	750	8,44	775	8,85
1	7,65	6	8,05	1	8,46	6	8,86
2	7,66	7	8,07	2	8,47	7	8,88
3	7,68	8	8,08	3	8,49	8	8,90
4	7,69	9	8,10	4	8,51	9	8,91
705	7,71	730	8,12	755	8,52	780	8,93
6	7,73	1	8,13	6	8,54	1	8,94
7	7,74	2	8,15	7	8,56	2	8,96
8	7,76	3	8,17	8	8,57	3	8,98
9	7,78	4	8,18	9	8,59	4	8,99
710	7,79	735	8,20	760	8,60	785	9,01
1	7,81	6	8,21	1	8,62	6	9,03
2	7,82	7	8,23	2	8,64	7	9,04
3	7,84	8	8,25	3	8,65	8	9,06
4	7,86	9	8,26	4	8,67	9	9,07
715	7,87	740	8,28	765	8,69	790	9,09
6	7,89	1	8,30	6	8,70	1	9,11
7	7,91	2	8,31	7	8,72	2	9,12
8	7,92	3	8,33	8	8,73	3	9,14
9	7,94	4	8,34	9	8,75	4	9,16
720	7,95	745	8,36	770	8,77	795	9,17
1	7,97	6	8,38	1	8,78	6	9,19
2	7,99	7	8,39	2	8,80	7	9,20
3	8,00	8	8,41	3	8,81	8	9,22
4	8,02	9	8,43	4	8,83	9	9,24
						800	9,25